はじめに

足腰のしびれ痛で歩けない
坐《ざ》骨《こつ》神経痛がつらい
足に力が入らない
足裏に薄紙を貼《は》ったような違和感が消えない
足が冷えてしかたがない・・・

今、日本中のシニアを最も悩ます整形外科疾患《しっかん》の一つが「腰部脊柱管狭窄《せきちゅうかんきょうさく》症」です。**患者数は約580万人**と推定され、みなさんのまわりにも脊柱管狭窄症に悩む人が増えているかもしれません。

背骨の中を縦に貫く神経の通り道「脊柱管」が、加齢とともに「狭窄」（狭まること）し、下肢《かし》へつながる神経や血管が圧迫され、**足腰に痛み・しびれ・違和感・冷え・脱力・間欠性跛《は》行《こう》（こま切れにしか歩けなくなる症状）などのつらい慢性症状が現れる**のが、脊柱管狭窄症の特徴です。悪化すれば、**足がマヒしたり、頻尿・尿もれ・残尿感・便秘などの排尿・排便障害が現れたりして、手術を余儀なくされることも**あります。医療機関や治療院を何軒も渡り歩いたり、手術を受けたりしてもよくならず、**「医療難民化」**する患者さんも多い、やっかいな病気です。

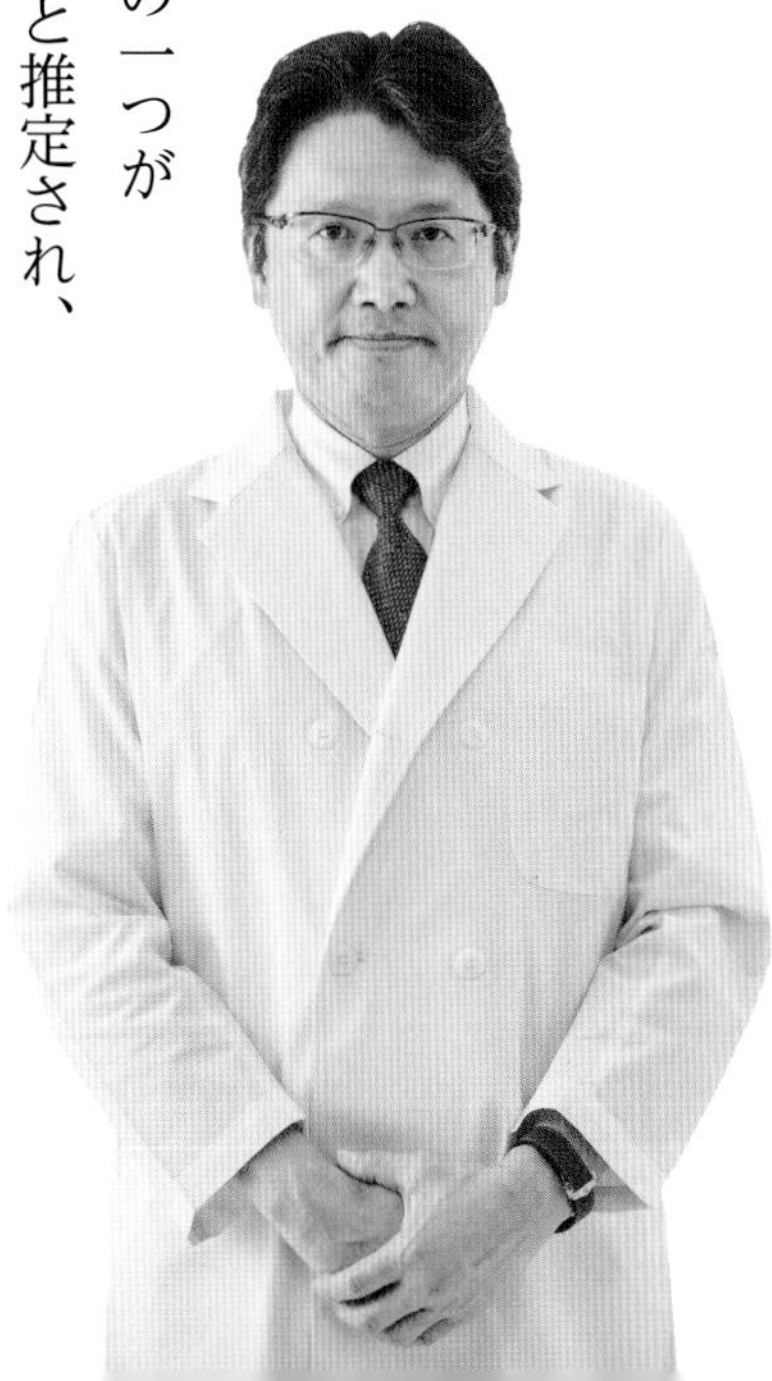

私が勤務する**国立徳島大学病院**には、このように難治性の脊柱管狭窄症に悩む患者さんが、

北は北海道から南は沖縄まで全国から多数訪れます。米国など国外から受診される患者さんも少なくありません。診療予約はすでに数年先まで埋まっていて、予約をお取りいただいても、大変心苦しいのですが、初診をかなりお待ちいただく状況となっています。

そうした状況下で、一刻も早く、今まさに苦しんでいる患者さんの助けになりたい、そうした思いから決意したのが、本書の執筆です。本書を読むことで、当院で行っている診療の一端を知り、病状の改善に役立てていただければ、これ以上の喜びはありません。

さて、多くの患者さんが当院での診療を希望される背景には、世界最先端ともいうべき当院独自の3つの特徴があるからではないかと自負しています。

❶画像検査ばかりに頼らない徹底的な「原因究明診断」
❷患者さんごとに最適な「運動療法指導」
❸局所麻酔下で行える最先端の「全内視鏡手術」

このうち、特に力を入れているのが、**徳島大学病院式の運動療法**です。**運動療法こそ脊柱管狭窄症を治療するうえで最も重要な柱**といえるでしょう。

とはいえ、最先端の医療を期待して来院する患者さんに運動療法をおすすめすると、最初は拍子抜けして、「運動療法は大変で、できそうにない」「運動療法など効くはずがない」「散々試したがよくならなかった」といった感想を持つ人が多いようです。

しかし、それは大きな間違いです。**運動療法には、脊柱管狭窄症に伴う各種のつらい症状を和らげ、その人が本来持っている自然治癒力や移動能力を引き出す、確かで顕著な効果が秘められている**のです。

確かに、症例によっては、運動療法だけではよくならず、手術が必要になる場合もあります。しかし、手術前あるいは手術後に運動療法を行うと、手術後の病状や経過が格段によくなることも確認されているのです。

実際に、**その人に合う適切な運動療法を、正しいやり方で、しっかり継続**すると、それまでのつらいしびれ痛が、まるで嘘だったかのように軽快して、驚く患者さんが少なくありません。

「さっきまであれほど痛かったのになんで?」「あれっ!もう痛くない!」と驚きの声を上げたり、「ありがとうございます。ありがとうございます」と私の手を握ってしきりに感謝してくださったりする患者さんがおおぜいいるのです。

エクササイズ　イズ　メディシン。

私はそう考えています。**運動は薬になる**のです。

本書では、患者さんがそれまで無意識のうちに長年続けてこられた**「体の使い方・背骨の動かし方のクセ」**を正して、症状の改善を根本から図る

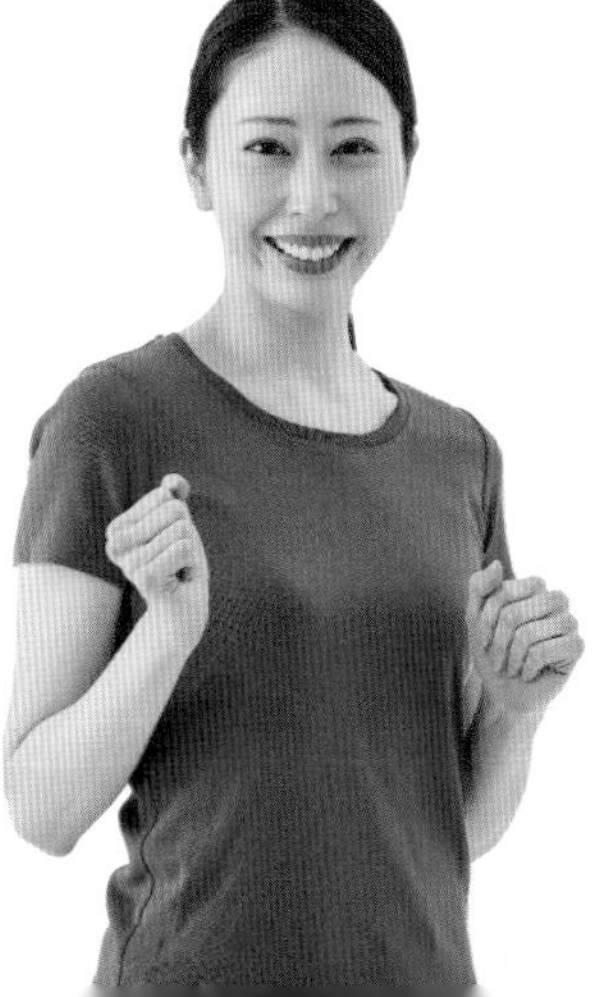

当院独自の運動療法を「1分ほぐし」と題して紹介していきます。

運動療法はもう散々試してきたという人にこそ、ぜひ1分ほぐしを試してほしいと思います。というのも、**運動療法は、大事なポイントをしっかり押さえて正しく行わないと効果が得られないか**らです。ご自身で本当に正しくできているか、大事なポイントを外していないか、今一度よく確かめながらしっかり実践してみてほしいと思います。

脊柱管狭窄症の運動療法で特に大事なことは、患者さんに共通して見られる**「4大狭窄体質」**とでもいうべき、以下の4つの身体的特徴を正して、**腰椎《ようつい》（背骨の腰の部分）に集中し蓄積してきた負担を分散し、狭まった脊柱管や椎間孔《ついかんこう》を広げ、神経の圧迫を除く**ことに尽きます。

❶「反り腰体質」
❷「体幹不安定体質」
❸「胸椎《きょうつい》硬直体質」
❹「股《こ》関節硬直体質」

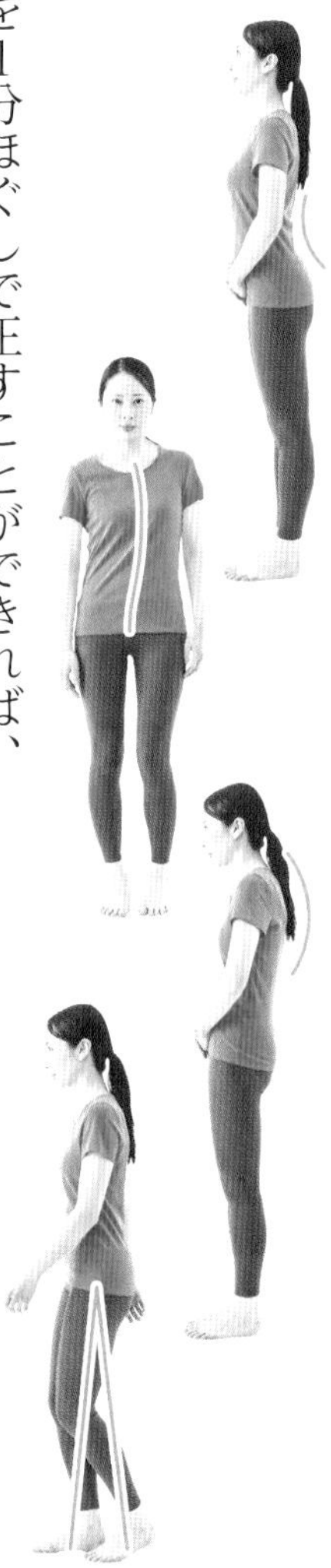

以上の4大狭窄体質を1分ほぐしで正すことができれば、長年悩んできた痛みやしびれの軽減をはっきりと自覚できるようになるでしょう。

大変なことは何一つありません。何しろ**「寝たまま1分」でできるエクササイズばかり**です。**症状がつらいときは、横向き寝で休みながら、体を少しずつ動かしていけばいいだけ**です。

徳島大学病院式1分ほぐしでは、激しい筋トレやつらい有酸素運動など、運動につきものの**「頑張り」はいっさい必要ありません。**「運動する」というよりも、腰椎を酷使してきたそれまでの体の使い方と背骨の動かし方のクセを改め、**「正しくて無理のない体の使い方・背骨の動かし方」を「学ぶ」だけ**です。

基本は、脊柱管狭窄症の人に共通する**反り腰を正し、動かしすぎの腰椎はあまり動かさずに体幹（胴体）を強化することで安定させ、それまであまり動かしてこなかった胸椎と股関節の硬直をほぐして可動性（動かしやすさ）を高めること**です。そうして腰椎に集中していた負担を分散すれば、腰椎の負担が軽減され、**足腰の痛み・しびれは自然と軽快**していきます。

早い人は**数分～数十分**のうちに脊柱管や椎間孔が広がって痛みやしびれの軽減を感じられることでしょう。中には、効果を実感するまでに**数週間～数ヵ月**かかる人もいます。いずれにしても1分ほぐしをきちんと行えば、病状のさらなる悪化の防止に役立つことは間違いありません。ぜひ無理のない範囲で、毎日の習慣として取り入れてください。

大事なのは、決してあきらめないこと、そして、後悔しないことです。もしみなさんのまわりで運動療法の真価をご存じでないお仲間がいたら、ぜひ本書の内容を共有し、ともに病状の回復をめざしてほしいと思います。みなさんのご回復を切に願っています。

徳島大学医学部運動機能外科学（整形外科）教授　西良浩一

目次

第6章 脊柱管狭窄症の運動療法の基本

第7章 つらいときでもできる応急対策

第1章 —— 最新トピック

「運動療法」こそ世界の新潮流。脊柱管狭窄症の痛み・しびれが驚くほどよくなる！軽くなる！

五輪金メダリスト・プロ野球選手から脊柱管狭窄症の患者さんまで腰痛難民が全国から殺到する徳島大学病院

私が勤務する徳島大学病院の整形外科には、腰痛に悩むおおぜいの患者さんが診療に訪れます。

例えばスポーツ選手では、これまでに**プロ野球**全球団の選手数十人の診療を担当。手術をした18選手**全員が現場復帰**を果たしています。２０２１年に開催された**東京五輪では、日本代表選手5名**の腰痛診療を引き受け、その結果、全員が本大会ですばらしいパフォーマンスを発揮し、うち**2名は見事に金メダルを獲得**しました。

腰痛に悩むのはスポーツ選手だけではありません。**子供**から**高齢者**、**腰部脊柱管狭**《せきちゅうかんきょう》**窄**《さく》**症の患者さん**まで、年齢・性別・職業・病態もさまざまな人が腰痛を訴えて、日本全国のみならずアメリカなど海外からも、当院を訪れます。

これだけ多くの患者さんが訪れるということは、とりもなおさず、慢性化・難治化した腰痛に悩む人がいかに多いか、また、原因を特定できず、治療効果が思うように

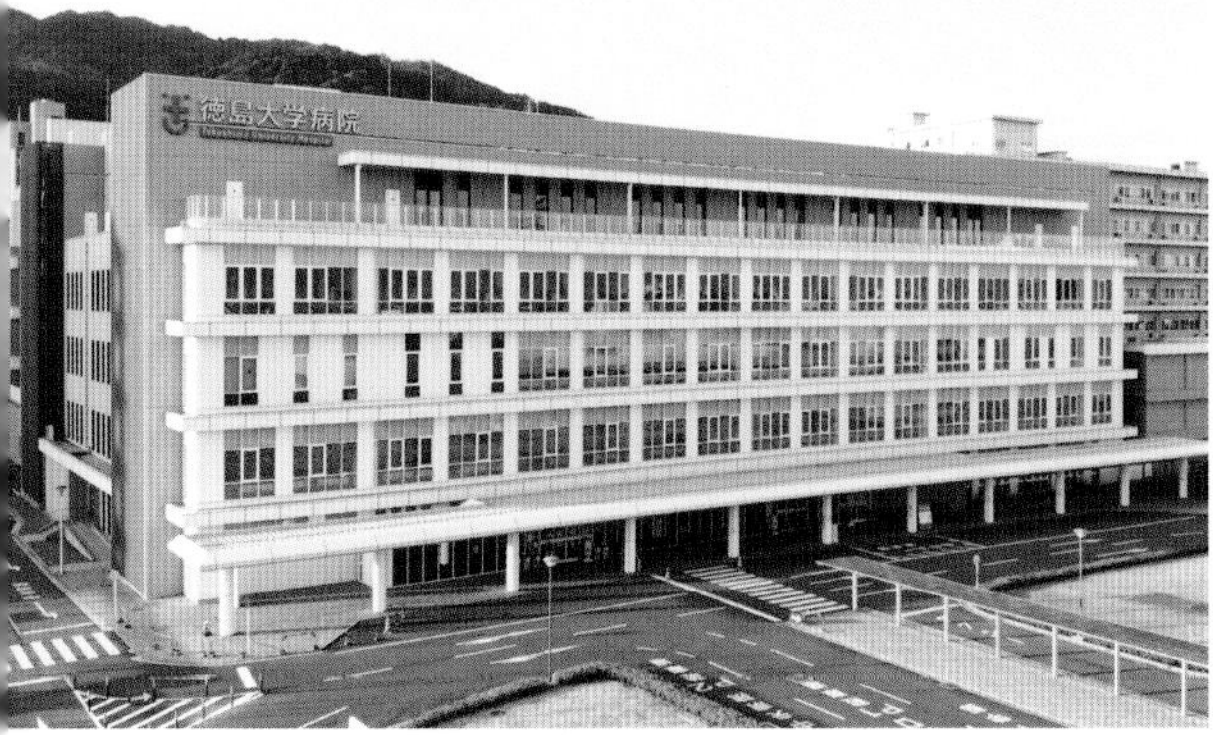

徳島大学病院

上がらないケースがいかに多いかを物語っています。

　つらい足腰の痛みやしびれをなんとかしたいと医療機関を受診したものの、原因が判明しない、薬の服用や物理療法などのリハビリを続けていても、症状がしだいに悪化し、ついに手術をすすめられるようになった。――そんな人が、納得できる治療法、症状を根本的に改善できる治療法を求めて医療機関を転々とし、**「腰痛難民」**になってしまうこともあります。しかし私は、原因不明の腰痛はそれほど多くないと考えています。腰痛を起こしている本当の原因は、短時間の簡単な問診や画像検査だけでは見つけにくいため、見逃されて原因不明とされるケースが多いのではないかと考えられます。

　患者さんとじっくりと向き合い、病状をくわしく聞くこと、体をしっかりと観察すること、多角的な検査を行うことで、ほとんどの腰痛は原因を特定することができます。原因が特定できれば、それに応じた的確な治療を選択することができます。丹念に調べ尽くしたうえで最適な治療を丁寧に施しているからこそ、数多くの慢性腰痛の完治という、確かな成果となって現れていると自負しています。

その理由は丁寧な問診による「原因究明診断」、的確な「運動療法」指導、「局所麻酔の最先端全内視鏡手術」

専門医の間でも長年信じられてきた腰痛の「常識」があります。それは「腰痛の85%は原因不明」というものです。現在はこの考えは覆され、大半の腰痛は原因を特定でき、適切な治療やセルフケアで根治をめざせるようになりました。日本の整形外科専門医による腰痛の原因の調査報告でも、原因不明の腰痛は22%に過ぎない[*1]とされています。

ただ、私は、丁寧な問診による原因究明をさらに徹底すれば、**原因不明の腰痛はもっと少なく、ほとんどない**といってもいいほどだと考えています。徹底した原因究明とは、具体的には、視診・問診・触診・身体所見・運動検査により異常のある部位を推測し、その部位に異常があるかどうかを画像検査で確認し、場合によっては神経ブロック注射[*2]（134ジペー参照）をして、原因を特定するプロセスをいいます。

当院には、後に紹介する最先端の脊椎《せきつい》全内視鏡手術を学ぼうと**全国から多数の医師**

＊1 Suzuki H, et al. Diagnosis and Characters of Non-Specific Low Back Pain in Japan: The Yamaguchi Low Back Pain Study. PLoS One 2016; 11: e0160454.

が国内留学してきますが、彼らから「問診のくわしさ、丁寧さに驚いた」「外来診療の重要性が身にしみてわかった」という声が多数聞かれます。患者さんと向き合う診察で**真の原因を特定**してこそ最先端の手術が生かせることを、臨床で実感するわけです。

原因さえわかれば、それを取り除く治療をすることで、つらい症状は改善します。

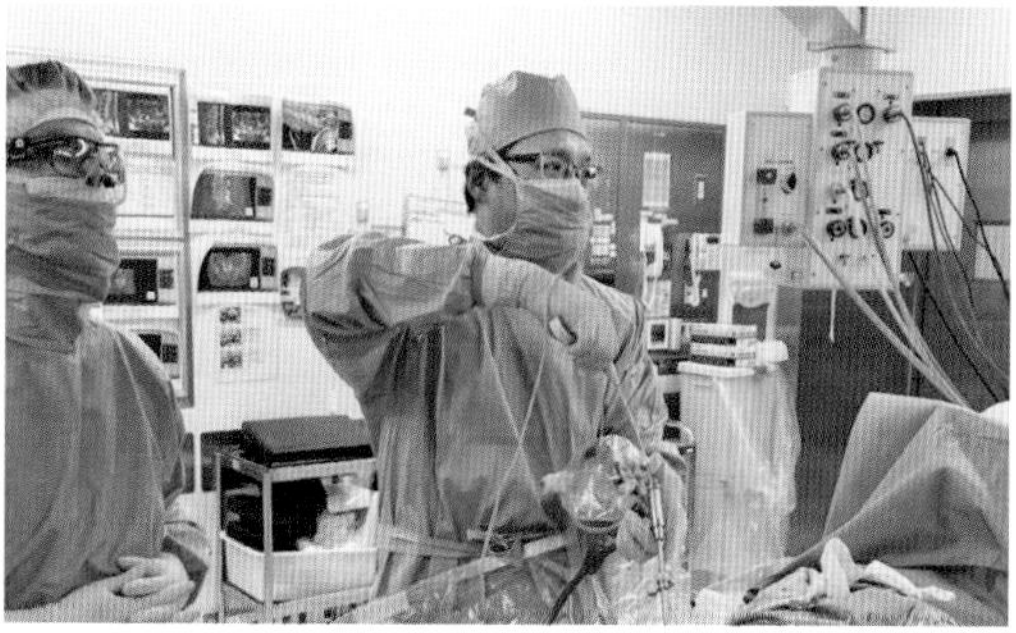

腰椎の内視鏡手術を行う著者（右）

治療法として最も重視するのは、運動療法です。**腰部脊柱管狭《せきちゅうかんきょう》窄《さく》症などの慢性腰痛は、日常生活での体の使い方のクセによって、腰椎《ようつい》に少しずつ負担が蓄積することから発症**します。したがって、根本的な治療には、こういった**クセを正すための運動療法が欠かせません。**実際、それぞれの病状に応じた的確な運動療法を実践して、**慢性腰痛を克服**し、**手術を回避**できる患者さんがおおぜいいます。

薬物療法や運動療法で痛みが改善しなければ手術もやむなしとなりますが、当院では、全身麻酔を用いず、**局所麻酔で小さく切開するだけですむ体の負担が極めて少ない内視鏡手術**も行っています。そしてリハビリとして運動療法を徹底してもらうことで、再発しない体づくりを実現してもらっています。

＊2 痛みを発していると推測される部位に局所麻酔薬を注射し、痛みが取れるかどうかで原因部位を特定する診断方法。

脊柱管狭窄症など慢性腰痛をピラティスなど運動療法で治す国内外から注目の「徳島モデル」を初公開

リハビリとは、運動療法や物理療法（132ページ参照）によって、病気やケガで生じた心身の障害から回復を図る治療です。**徳島大学病院のリハビリテーションセンター**では、リハビリテーション専門医を中心に、整形外科専門医、理学療法士、作業療法士など、リハビリの専門職がきめ細かく診療に当たっています。

腰部脊柱管狭窄《せきちゅうかんきょうさく》症などの慢性腰痛の治療では、痛みを薬物療法や手術療法で取り除いたうえで、リハビリとしての運動療法を行い、腰痛を二度と起こさない体づくりをめざすことが何よりも重要です。慢性腰痛の発症には**姿勢**や**体の使い方**のクセが大きく関係するため、たとえ薬や手術によって症状が解消しても、以前と同じ姿勢や体の動かし方のままでは再発する可能性が高くなるからです。

徳島大学病院と県内5つ*の関連施設の整形外科が担当する運動器疾患《しっかん》（骨・軟骨・筋肉・腱《けん》・靭帯《じんたい》・関節・神経などの病気やケガ）では、**ピラティス（54ページ参照）を取り**

＊阿南医療センター、稲次病院、きたじま田岡病院、田岡病院、美摩病院の５施設。

徳島大学病院リハビリセンターの運動療法

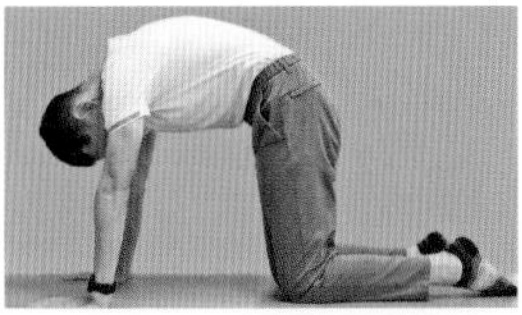

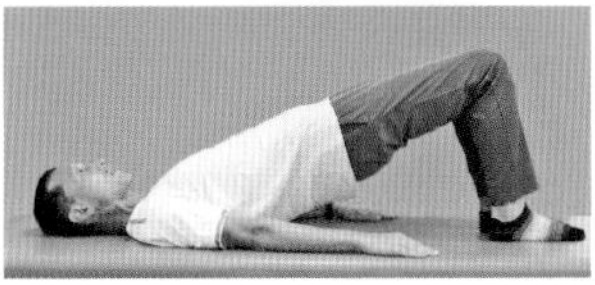

マットピラティスは、寝ながら行えるような簡単なエクササイズを中心に行う。患者さんが正しいやり方を身につけ、自宅でもできるようにスタッフがサポートする。

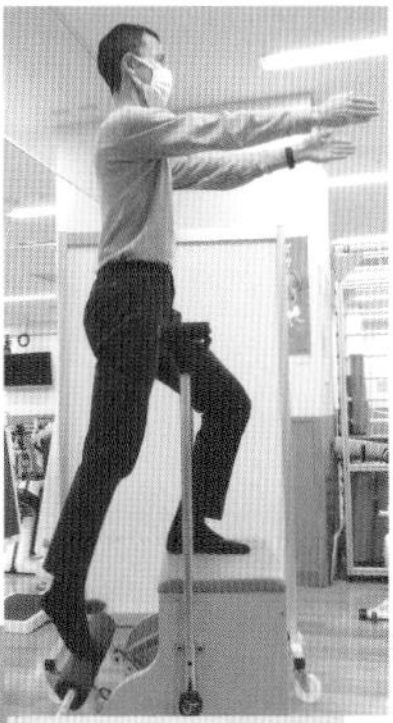

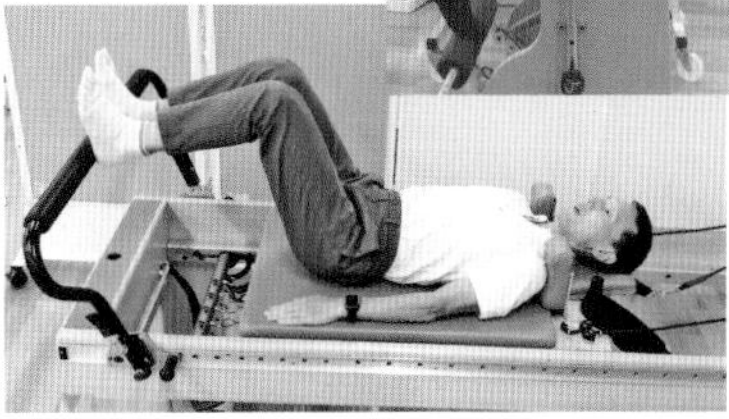

専用の器械を使うマシンピラティスは、体に負担をかけずに筋力や柔軟性を向上することが可能。センターではスタッフが適切な使い方を指導する。

入れた運動療法を行うのが特徴です。アメリカの医療機関ではピラティスによるリハビリが一般的ですが、日本ではまだ少なく、県内6病院でピラティスを行う私たちの取り組みは「徳島モデル」として、国内外の医療職からとても注目されています。

ピラティスは、体幹（胴体）深部にある筋肉を使えるようにすることで背骨を安定させ、姿勢を正すことを重視する、まさに腰痛のリハビリのためにあるようなエクササイズです。床にマットを敷いて行う**マットピラティス**と、専用の器械を使う**マシンピラティス**があり、病状に応じて選択したエクササイズを行います。

マットピラティスは本書で紹介するような**寝ながら行える簡単な体操が中心**で、正しいやり方を覚えれば自宅でもできるのがメリットです。マシンピラティスは、初心者や高齢者も取り組みやすく、体に負担をかけずに筋力をつけたり、柔軟性を向上させることができます。リハビリ室には、「リフォーマー」「スパインコレクター」「チェア」

「トラピーズテーブル」「コアアライン®」など、各種のピラティス専用の器械を取りそろえ、日々の臨床で活用しています（写真参照）。

リハビリ用ピラティスマシンと使い方の例

器械は1台でいろいろな使い方があり、写真で示したのはそのうちの一例。

リフォーマー

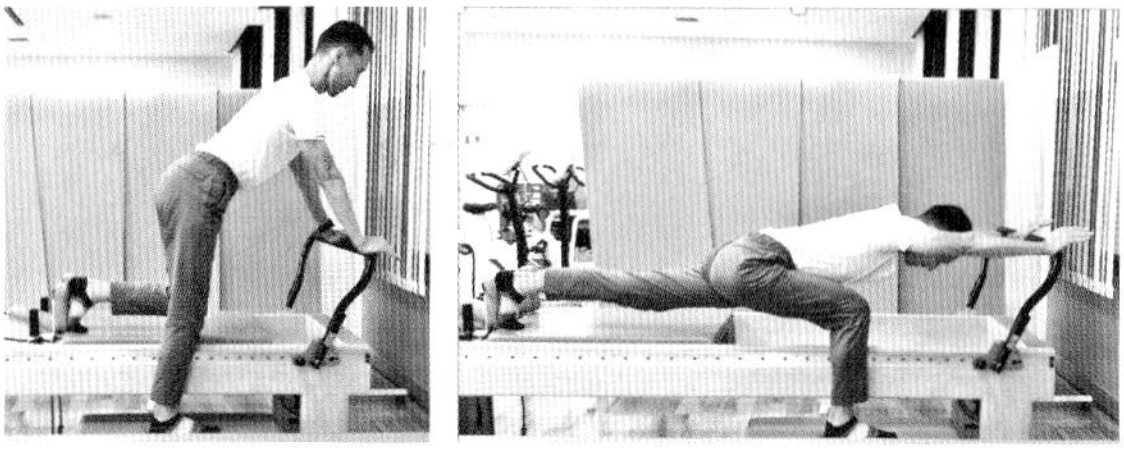

スパインコレクター

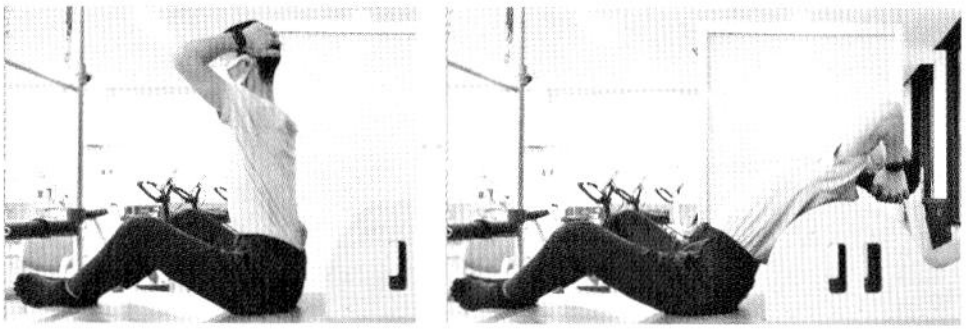

チェア

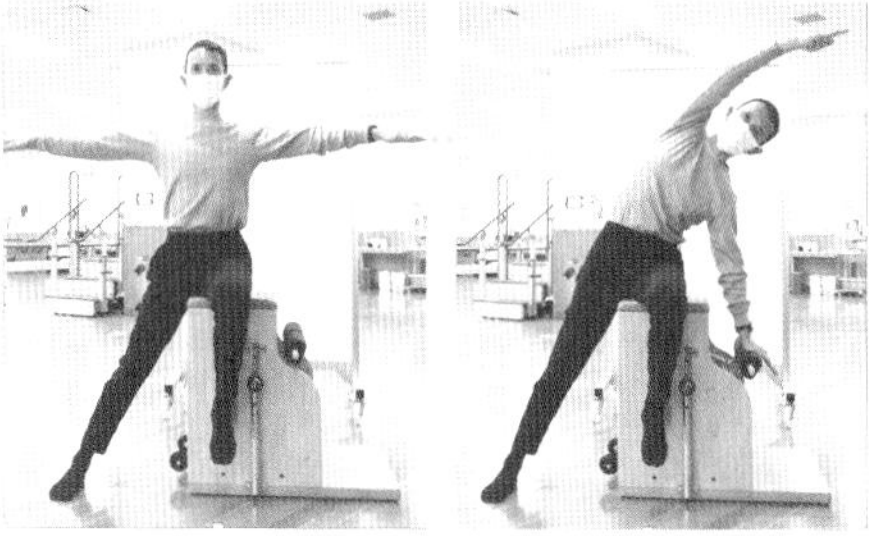

トラピーズテーブル

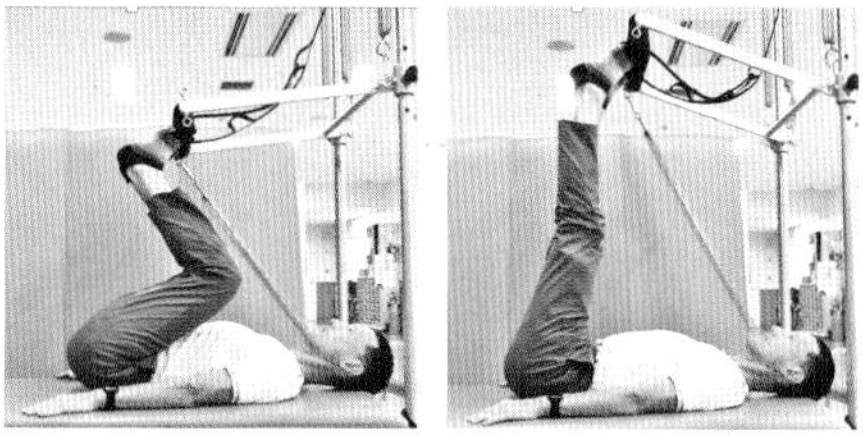

コアアライン®

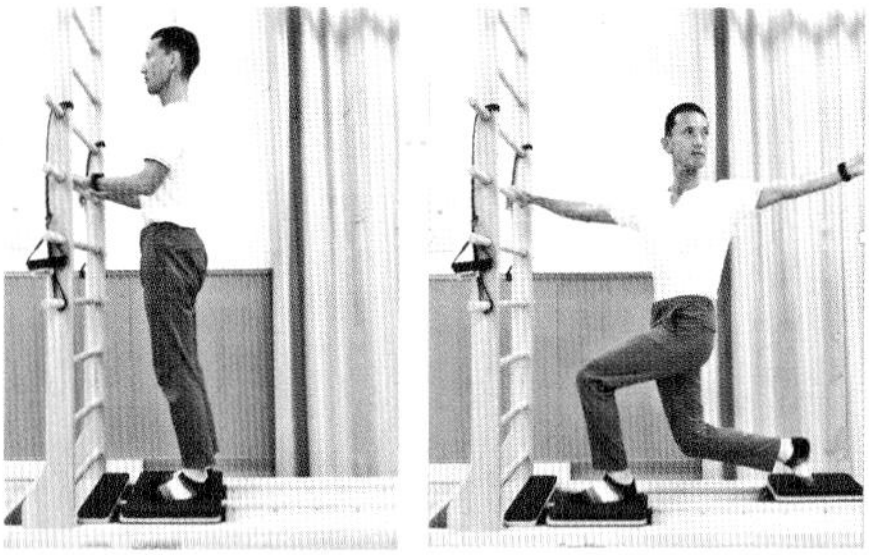

脊柱管狭窄症など足腰の痛みや高齢者特有の姿勢の大半は運動療法で驚くほどよくなる！軽くなる！

整形外科は、運動器（体を動かすために使う骨・軟骨・筋肉・腱《けん》・靭帯《じんたい》・関節・神経などの総称）の病気やケガを扱います。整形「外科」という名前がついており、実際に手術もよく行いますが、体を動かすために使う運動器を扱う以上、私は、**整形外科の基本は手術ではなく運動療法**だと考えています。そのため、腰部脊柱管狭窄《せきちゅうかんきょうさく》症などの慢性腰痛の治療においても、**運動療法を最も重視**しているのです。

医師となって慢性腰痛の患者さんを治療するうちに、私は、しだいに運動療法の重要性を痛感するようになりました。薬物療法や高度な内視鏡手術で痛みが解消しても、**姿勢や体の使い方が以前と変わらないために再発してしまう患者さん**を多数見てきたからです。**根本的な治療には、体の使い方そのものを変えていく運動療法が必要**だと考えていたところに、ピラティスを知る機会がありました。実は私は、学生時代にヨガをやっていたことがあります。ヨガとピラティスには多くの共通点がありますが、実際にやってみると、体幹（胴体）深部の筋肉を使うことに特化したピラティスは、腰椎《ようつい》（背骨の腰の部分）を安定させ、慢性腰痛を治療するためのリハビリにぴったりなエクササイズであると実感できました。そこで、徳島大学病院と関連5施設にピラティス専門の健康運動指導士[*1]を配してリハビリテーション医師及び理学療法士がピラティスのインストラクターとしての講習を受け、ピラティスマシンも導入。２０２１年11月から本格的に運動療法としてピラティスを取り入れることにしたのです。

その効果は予想以上にめざましいものでした。**慢性腰痛の患者さんが、運動療法を行うだけで次々に改善**していったのです。例えば、ねこ背でひざが曲がった90歳超の高齢の患者さんが運動療法を行うと、見違えるような若々しい姿勢に変わり、それに伴い脊柱管狭窄症などの慢性腰痛も驚くほどよくなります。**ピラティスの導入以来、リハビリを受けた慢性腰痛の患者さんの大半で、症状の改善を確認**しています。

その成果を受けて、徳島県内ではピラティスを運動療法として導入する医療機関がどんどん増えています。私には、**「徳島県を日本一の高度先進運動器リハビリ都市にする」**[*2]という目標があります。そして、日本をリハビリ大国にするのが夢です。脊柱管狭窄症などによるつらい足腰の痛みのせいで自分らしい生活をあきらめかけている患者さんに、体を生き生きと動かす喜びを知ってほしいと願うからです。

＊１ ピラティスインストラクター資格取得のための講習を受けた職員以外の職員も、毎週行われるピラティス専門の健康運動指導士による勉強会に参加して学んでいる。
＊２ 現在徳島大学と関連５施設でピラティスを取り入れた運動療法を行っている。

第2章 —— 症例集

脊柱管狭窄症はここまでよくなる！

痛み・しびれが引いた！
長く歩けた！ 手術を回避！
8人の先輩患者から学ぶ
最善・最適な治療の
受け方・選び方

椎間板ヘルニアからすべり症・脊柱管狭窄症を併発。下肢痛と間欠性跛行が強く固定術をすすめられたが1分ほぐしで回復。ゴルフを再び楽しめた

大沢都子《おおさわみやこ》さん（仮名・女性・61歳・東京都在住）は、以前から**腰椎椎間板《ようついついかんばん》ヘルニア**という診断を受けていました。腰痛になるたびに鎮痛薬の服用と安静で軽快していたのですが、5年前からようすが違いました。長く立っているとお尻《しり》から太ももにかけて痛み、座らずにはいられません。趣味のゴルフでも、歩いているうちに下肢《かし》全体に痛みが出て休まざるを得なくなるため、途中でリタイアすることもしばしばでした。

近くの整形外科で検査したら、腰椎（背骨の腰の部分）の椎骨が前後にずれる**腰椎変性すべり症**による**腰部脊柱管狭窄《せきちゅうかんきょうさく》症**と診断されました。

腰椎変性すべり症は、加齢などによって椎間板や靭帯《じんたい》（骨と骨をつなぐ丈夫な線維組織）が傷んでゆるみ、椎骨が前方にすべるようにずれて、椎間孔《ついかんこう》や脊柱管で神経を圧迫する病気で、脊柱管狭窄症の原因となります。大沢さんの場合、長年ヘルニアをくり返すうちに椎間板が傷んで弾力を失い、すべり症を発症したと思われます。立ち

大沢さんの検査画像

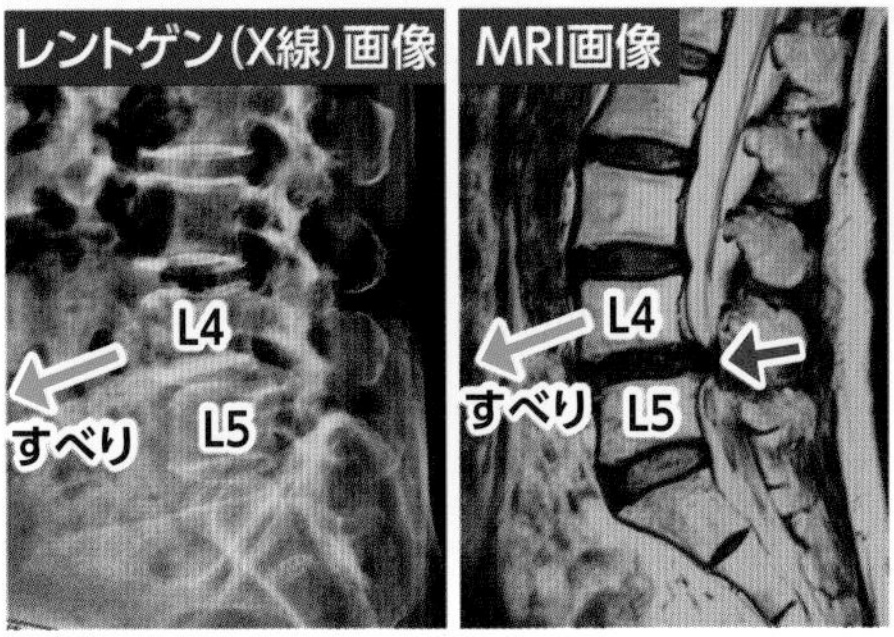

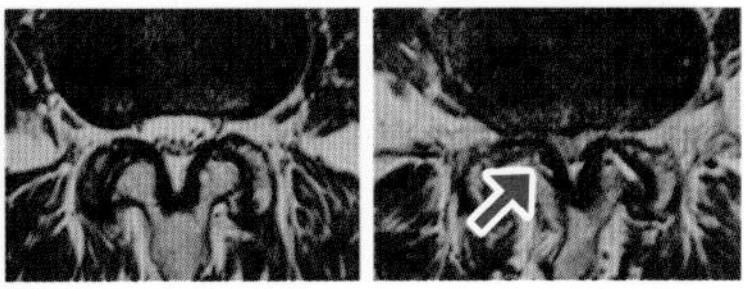

上左：正常部位（第３・第４腰椎間）のMRI断面像、上右：狭窄部位（第４・第５腰椎間）のMRI断面像

左：第４腰椎（L4）が前にずれ、脊柱管が狭まっている

歩くと現れる下肢の痛みは、すべり症からくる脊柱管狭窄症の**間欠性跛行《はこう》**（こま切れにしか歩けなくなる症状）だったのです。

幸い馬尾《ばび》型（48ページ参照）ではなく、手術を急ぐ必要はありませんでしたが、医師から、**ずれた椎骨を正しい位置にボルトで固定する手術「固定術」**（１４０ページ参照）をすすめられました。しかし、固定した部位は動かなくなると聞いて、大沢さんはショックを受けました。一部とはいえ背骨を固定したら人間の多様な動きに対応できないのではないか、どこかに無理が出てくるのではないかという不安を抱いたのです。

手術の決心がつかない大沢さんはセカンドオピニオンを求めて病院を何軒か受診。ところが、すべての病院で「すべり症からくる脊柱管狭窄症」という診断で、固定術をすすめられました。

固定術には抵抗があるが、間欠性跛行はつらい、と考えあぐねていたとき、たまたまテレビで私の出演する番組を見たそうです。それがきっかけで、大沢さんは私の診療先を訪れました。

診察すると確かに第４腰椎の椎骨がずれた変性すべり症で、第

4・第5腰椎間の脊柱管に狭窄が認められました。しかし、足のマヒもなく間欠性跛行もそれほど重度ではありません。そのため固定術は不要と判断。ただし、体幹（胴体）の深部にある筋肉を働かせ、腰椎を痛みの出ない位置に保つことができる体を作る必要があります。そこで大沢さんに、**ピラティス（54ページ参照）を取り入れた運動療法「1分ほぐし」**をすすめました。

それから週2回、紹介した東京都の整形外科 スポーツ・栄養クリニック代官山に通い、自宅でも1分ほぐしを実践したところ、**症状はみるみる改善、手術を回避することができました。**

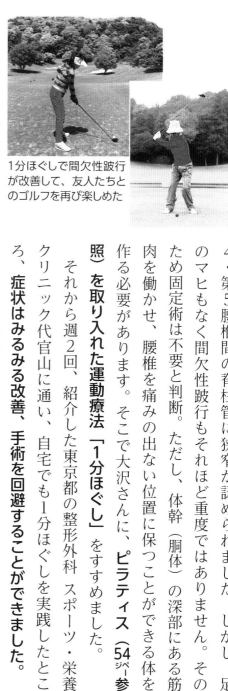

1分ほぐしで間欠性跛行が改善して、友人たちとのゴルフを再び楽しめた

半年後には、アスファルトなど硬い地面を長く歩くとたまに痛みやしびれが出ることはあるものの、ゴルフで芝の上を歩くときは、**全コースを回っても痛みが出ることはなくなりました。**今も1分ほぐしを継続し、友人たちと週1回ほどのゴルフを楽しんでいるそうです。

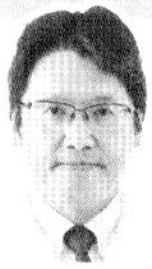

教訓

運動療法を試さないまま手術を決断する人が多くいます。緊急に手術が必要な場合を除き、まずは「1分ほぐし」などの運動療法を試し尽くすべきです。

椎間板のつぶれから側弯症と脊柱管狭窄症を合併。腰痛と坐骨神経痛に悩んだが、固定術の術前準備で始めた1分ほぐしで症状が軽快し手術を回避できた

坂元恵子《さかもとけいこ》さん（仮名・女性・64歳・香川県在住）は、８年前、ベッドを買い替えたことがきっかけで**腰痛**になったといいます。ベッドは廃棄しましたが、その後に草刈りや仕事で腰に負担をかけたのが悪かったのか、症状が治まりません。腰だけでなく**足先までしびれるような痛み**は、強くなるいっぽうでした。

近くの病院で検査をしたところ、背骨がねじれるように曲がる**変性側弯《そくわん》症**になっており、それがもとで**腰部脊柱管狭窄《せきちゅうかんきょうさく》症**を発症。神経が圧迫されて**腰痛**と**坐《ざ》骨《こつ》神経痛**が出ているのだろうという診断でした。

治療は薬物療法と物理療法（温熱療法・牽引《けんいん》療法など。52ページ参照）が中心でしたが、いっこうによくなりません。そんなとき、私の出演したテレビ番組を見て、意見を聞きたいと思ったそうです。そこで主治医に紹介状をもらい、当院を訪れました。

坂元さんの第４・第５腰椎間では椎間板《ついかんばん》がつぶれ、椎骨に炎症が起こっていまし

た。脊柱管の狭窄もありましたが、腰痛と坐骨神経痛の主な原因は椎骨の炎症と考えられました。この状態を改善するには、本来であれば第4・第5腰椎間にスペーサーを入れて広げ、金属のボルトで腰椎を固定する大がかりな固定術（140ページ）が必要となります。

坂元さんの検査画像

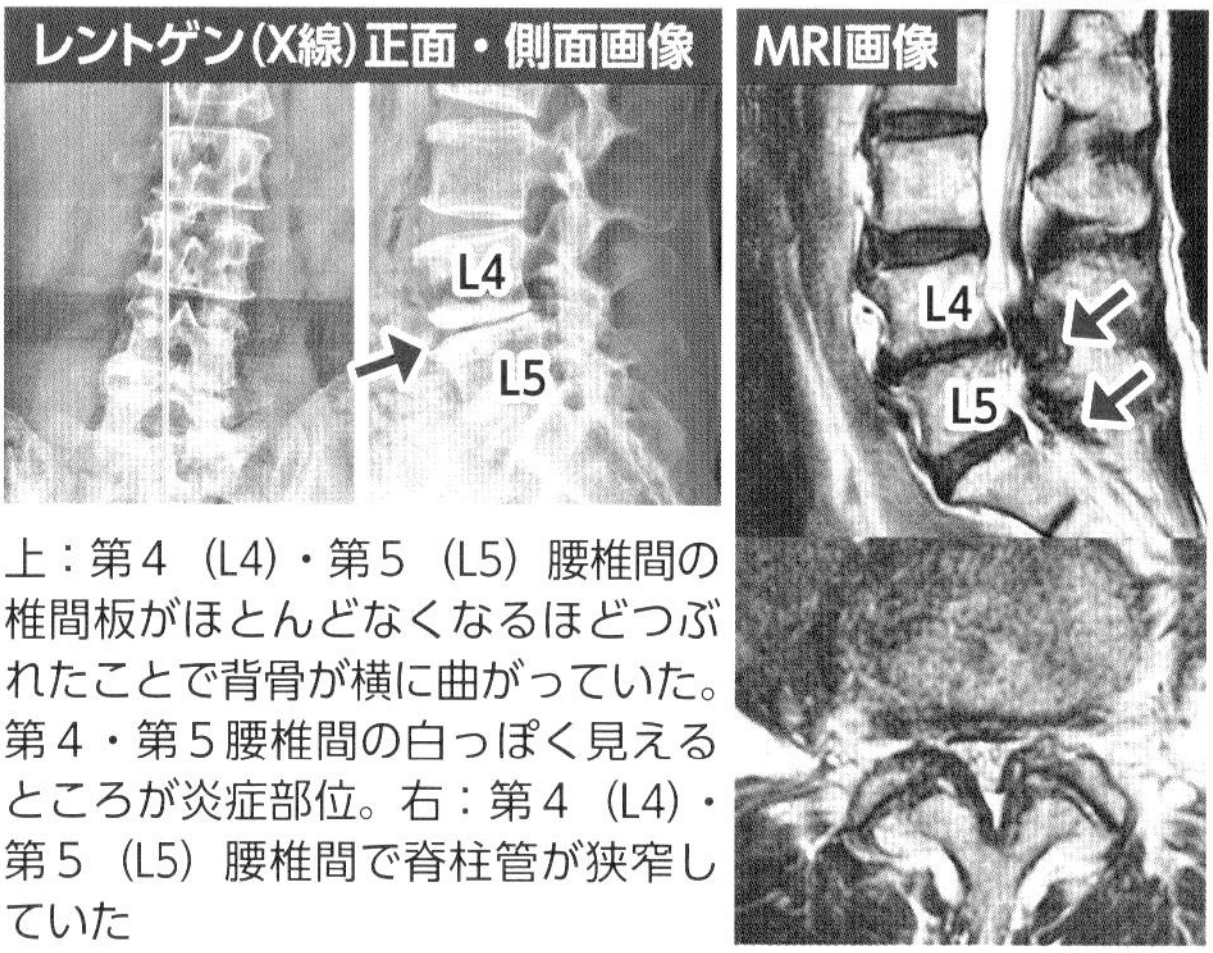
レントゲン（X線）正面・側面画像
MRI画像
L4
L5
L4
L5

上：第4（L4）・第5（L5）腰椎間の椎間板がほとんどなくなるほどつぶれたことで背骨が横に曲がっていた。第4・第5腰椎間の白っぽく見えるところが炎症部位。右：第4（L4）・第5（L5）腰椎間で脊柱管が狭窄していた

固定術と聞いてショックを受けた坂元さんは、将来動けなくなるのではないかと思い、猛然と家の整理を始めたそうです。それがたたり、2度めの診察時にはほかの部位にも炎症が出て、症状が悪化していました。当院ではすぐには手術できないため、その待機期間に、体幹（胴体）をしっかりさせるために、1分ほぐしを教えるスタジオを紹介しました。

すぐに手術できないと聞いてすっかり落ち込んだ坂元さんでしたが、当院の待合室で、先日手術を受けたという患者さんと話す機会があったそうです。その人から足腰の痛みが手術ですっかりよくなった話を聞いて、前向きに病気と向き合う気持ちになり、手術前の

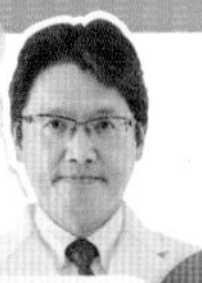

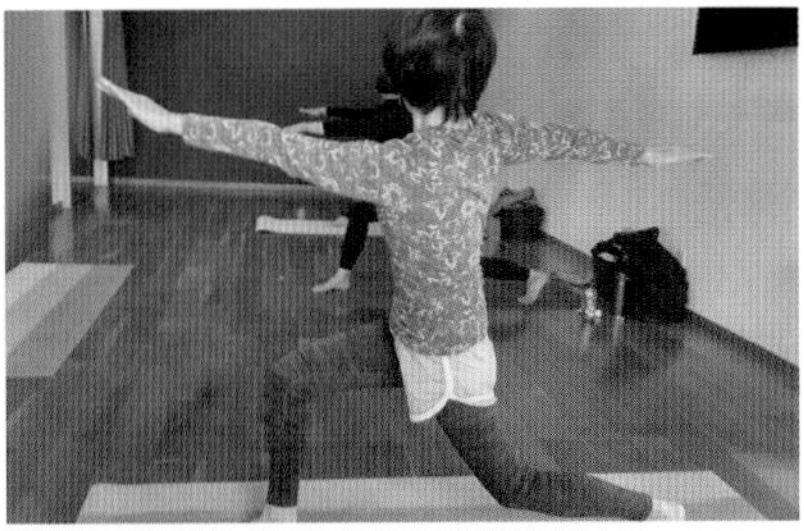

自分の体に合う１分ほぐしを続けて症状が軽くなり、手術を回避できている

準備として1分ほぐしの教室に通いはじめました。

初回は15分くらいしか運動が続きませんでしたが、なんとなく体がすっきりした実感がありました。そこで続けて通ううちに、しだいに全身のバランスがよくなり、骨格が正しい位置に収まったような気持ちよさが得られたそうです。光が見えた気がして、1分ほぐしの教室に週2回、1ヵ月ほど通いつづけたところ、まだ日常生活に制限される部分もあり、腰の重だるさはあるものの、**足先まで感じていたつらい坐骨神経痛はなくなり、らくに**なりました。これなら**大丈夫と判断、現在まで手術を回避**できています。

坂元さんの1分ほぐしは「無理をしない」のが信条です。やってみて痛みを感じたらその体操はしないし、時間を短くしたり、ペースを落としたりもします。それでも手術が必要とされたような重い病状が軽くなり、症状をコントロールできているのは、1分ほぐしと出合ったおかげだと思っているとのことでした。

教訓

体幹の不安定さから椎骨に炎症が起こり、腰痛になることがあります。体幹を鍛えて腰椎を安定させ、姿勢をコントロールすれば、手術をしなくても軽減できることがわかる好例です。

＊写真協力：コンディショニング ヴィレッジ（香川県）

脊柱管の狭窄が3カ所もあり内視鏡手術を3回受けることを決意したが、手術までの間に始めたほぐしで大幅に改善し、手術予定をキャンセル

以前から**腰部脊柱管狭窄症**《ようぶせきちゅうかんきょうさくしょう》の診断を受け、足腰のしびれ痛に苦しんできた藤本節子《ふじもとせつこ》さん（女性・73歳・京都府在住）の日常生活に支障が出てきたのは、2年ほど前からでした。**少し歩いただけで下肢**《かし》**全体に痛みとしびれ**が現れ、立ち止まって前かがみで休まざるを得なくなる**間欠性跛行**《はこう》で困っていました。主治医には、症状を解消するにはボルトを8本使った**固定術**（140㌻参照）が必要といわれていました。痛みも我慢の限界に近づいていましたが、かといって腰椎《ようつい》を固定するのには抵抗があり、なかなか手術を受ける決心がつきません。

そんなとき藤本さんは、私が出演したテレビ番組を見て、運動療法で手術を回避できるかもしれない、手術するにしてもボルトを入れずに小さな切開ですむ**内視鏡手術**が可能かもしれないと希望を抱き、主治医に紹介状をもらって、当院のセカンドオピニオン外来を訪れたのです。

藤本さんのMRI画像

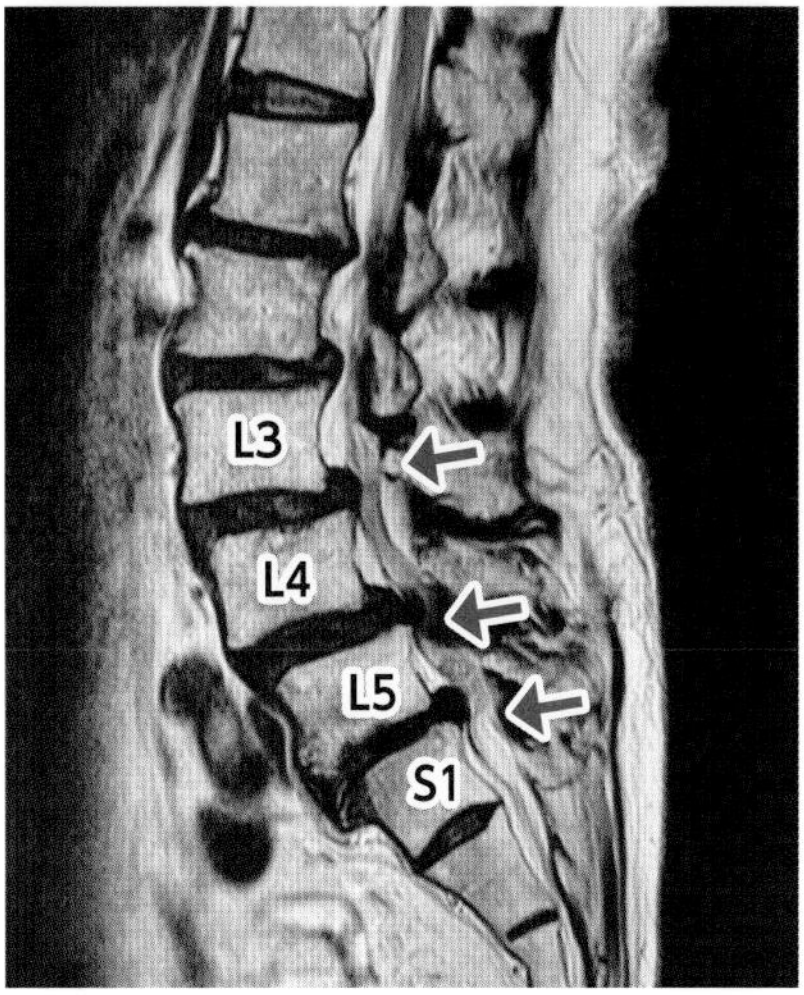

第３（L3）・第４（L4）・第５（L5）腰椎と仙骨（S1）の椎間３ヵ所で脊柱管が狭窄、全内視鏡下腹側椎間関節切除術（FEVF）なら３回手術をする必要があった

検査をすると、第３・第４・第５腰椎と仙骨（骨盤中央にある平らな骨）の間の**３ヵ所で脊柱管の狭窄**が見られ、症状のつらさを早く解消したいと本人が希望するなら、手術をしたほうがいいケースでした。ただし、藤本さんの場合は狭窄部位が３ヵ所もあるほか、変性すべり症も見られるため、**局所麻酔の全内視鏡手術**であれば、３回に分けて行う必要がありました。

「手術はさけたいものの、ボルトを入れるよりはまし」と気持ちを切り替えた藤本さんは、全内視鏡手術を決意しました。さらに、「手術までは時間があるので、症状を軽減するためにできる運動などはありますか」という前向きな質問があり、**ピラティスを取り入れた運動療法「１分ほぐし」**をすすめました。藤本さんは書籍を購入するなどしてピラティスを研究、自宅で運動療法を始めたそうです。

それからしばらくして運動療法による脊柱管狭窄症治療をテーマにした講演会があり、私も登壇しました。藤本さんも手術の予定を1ヵ月延期してこの講演会に出席しました。

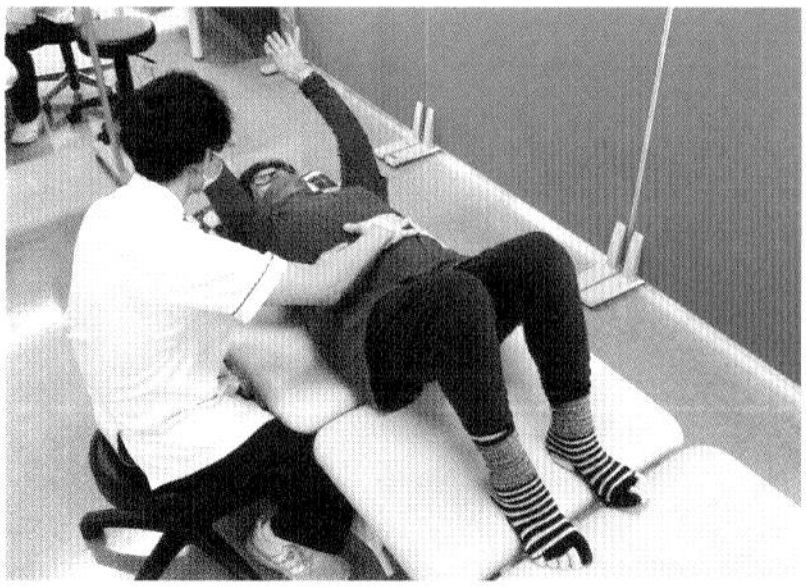

自分の体に合う１分ほぐしを続けて症状が軽くなり、手術を回避できている＊

入院中にピラティスによる運動療法を学び症状が大幅に改善した患者さんの症例報告を聞いた藤本さんは、その人の症状が自分と似ていると感じたそうです。そして「納得がいくまで運動療法を試したい」という理由で、再度、手術の延期を希望されました。

藤本さんは徳島県内のホテルに長期滞在し、私が紹介した県内の田岡病院に通院して、**1分ほぐし**を集中的に学びはじめました。3ヵ月後、経過観察のため当院を訪れた藤本さんを診ると、体幹（胴体）が安定し、姿勢がよくなっていました。**痛みが大幅に軽減**したため、日によって波はあるものの、以前よりも**歩ける距離が延び**、「自分の体がコントロールできるようになった」「歩く自信がついた」という手応えを感じたそうです。

その結果、このまま1分ほぐしを続ければ問題ないという判断から、手術は**「無期限延期」**となりました。藤本さんは、「手術を完全回避できる可能性が見えてきた」と、ますます意欲的に1分ほぐしに取り組んでいます。

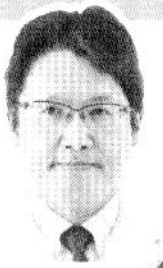

教訓

脊柱管が狭窄している部位が複数あって手術を検討している場合でも、前向きに1分ほぐしを試すことで大きな改善が見られ、手術を回避できている好例です。

＊写真協力：田岡病院（徳島県）

脊柱管狭窄症と診断され手術も覚悟したが、腰痛の実際の原因は椎間関節炎と判明。1分ほぐしで腰痛が治まり曲がっていた腰もまっすぐに

1年前、保育所の給食調理員として働いていた山口《やまぐち》ゆかりさん（女性・58歳・三重県在住）は、仕事で重い食材などを持つさいの**腰痛**に困っていました。近くの整形外科を受診したところ、腰椎《ようつい》がすべるようにずれる**腰椎変性すべり症**で、腰部の脊柱管《せきちゆうかん》が狭くなっているのが原因ではないかと診断されました。

薬物療法で痛みを抑えて仕事を続けましたが、症状は強まるばかりで、**腰を反らすと痛みが強まるため体を伸ばせず、常に背を丸めた高齢者のような姿勢に**なっていました。山口さんは腰痛に関する本などを読んで情報収集し、自分も手術しかないのだろうか、すべり症なら、固定術で金属のボルトを入れるのだろうかと悩んでいたそうです。

そんなとき、息子さんが、私の内視鏡下での除圧術のようすを伝えるテレビ番組を録画してくれました。それを見た山口さんは、私の意見を聞いてみたいと主治医に相

山口さんのMRI画像

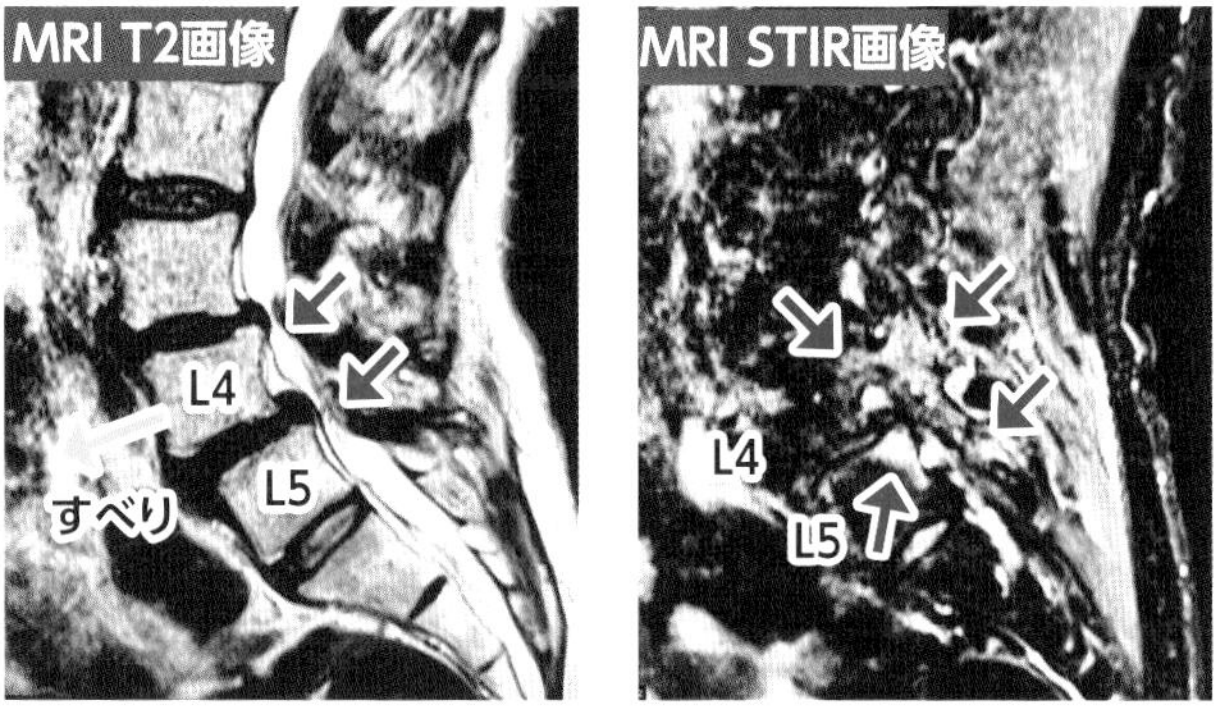

MRI T2画像
L4
L5
すべり
MRI STIR画像
L4
L5

MRI 画像（左）では第4（L4)・第5（L5）腰椎の間で椎骨がすべってずれ、脊柱管が狭窄しているのがわかる。下肢の神経症状がないため、異なる画像処理をしたMRI画像（右）で精査したところ、椎間関節に炎症が起きていることが判明した

談。すると、快くセカンドオピニオンを受けることをすすめてくれて、私に連絡をくださったのです。

診察すると確かに第４腰椎の変性すべり症で、脊柱管の狭窄《きょうさく》も見られました。ただ、下肢《かし》の神経症状（痛み・しびれ）はありません。この場合、腰の痛みは脊柱管の狭窄部以外からきていると推測できます。

さらにくわしくＳＴＩＲ・ＭＲＩ（磁気共鳴断層撮影）検査の画像を調べると、**腰椎の椎間関節《ついかんかんせつ》に炎症**が起きていることがわかりました。椎間関節の炎症に原因がある以上、手術で椎骨を固定したり、脊柱管を広げたりしなくても、痛みが取れる可能性が大きいといえます。

そこで、抗炎症薬で炎症を抑えながら運動療法で改善をめざすことになり、関連病院の稲次《いなつぎ》病院（徳島県）に山口さんを紹介、運動療法の指導を受けるため入院となりました。山口さんはそこで1ヵ月間、リハビリ科の医師をはじめとする専門家の指導のもと、**ピラティスを取り入れた運動療法「1分ほぐし」**を行い、腰椎に負担をかけない体の使い方を学んだのです。

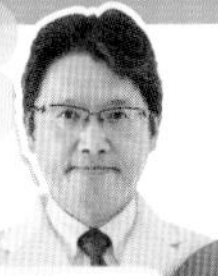

その結果は劇的でした。**長い間悩んだ痛みが治まり、曲がっていた腰がみるみるうちに伸びて、見違えるほど若々しい姿勢を取り戻した**のです。

山口さんは現在も、入院中に学んだピラティスを自宅で続け、**薬に頼ることなく、日常生活のどんな場面でも痛みの出ない体の使い方を維持**しています。

現在は近くの病院で定期的に経過を診てもらいながら、問題なく過ごせているそうで、私のセカンドオピニオンを快諾してくれた主治医の先生、ピラティスによる運動療法を指導してくれた稲次病院の先生、そして私の連携に対して感謝しかないと話してくれました。そして何より、歩くこともままならなかった体に、以前のような生活が戻ったことがうれしいということでした。

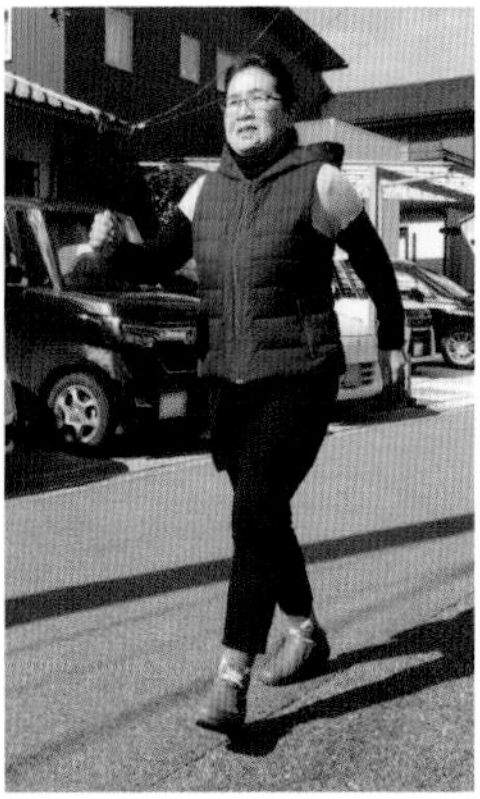

腰が伸びた若々しい姿勢でウォーキングも快調

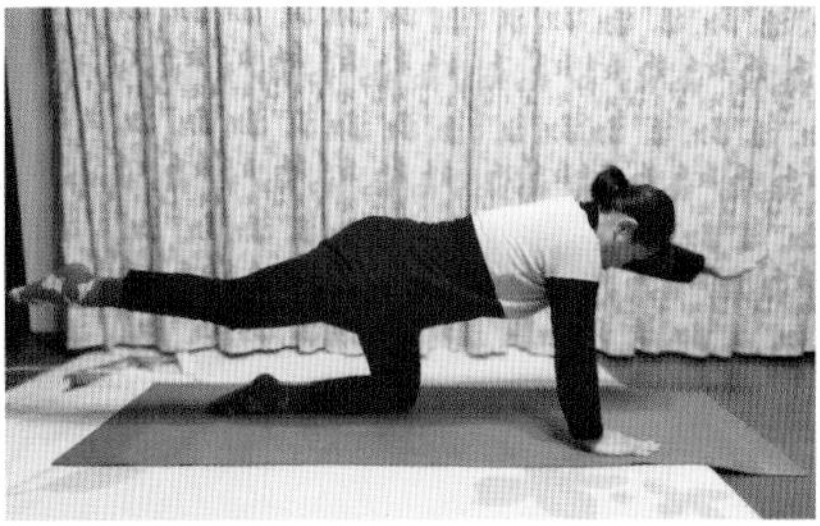

自宅でも朝夕のピラティスを続け、腰痛にならない体の使い方を維持している

教訓

病院ですべり症や脊柱管狭窄症と診断されても、下肢に痛みやしびれの症状がない場合、椎間関節や椎間板に起こる炎症が原因だったというケースもあります。

すべり症と脊柱管狭窄症で坐骨神経痛・間欠性跛行に悩んだが、固定術ではない後方除圧術を選択。術後に始めた1分ほぐしで再発なく海外旅行を満喫

笹原真由美《ささはらまゆみ》さん（仮名・女性・55歳・東京都在住）は、家族とゴルフや旅行をするのが趣味の、活動的な女性です。しかし、近年の新型コロナウイルス感染症の流行で外出の機会が減り、運動不足になっていました。そんなある日、買い物の途中で、**お尻《しり》から太ももにかけてしびれ痛が現れ、歩けなくなってしまった**のです。しばらく休めば回復しましたが、その後、下肢《かし》に痛みを感じて歩けなくなる回数が増え、これはおかしいと近くの病院を受診しました。検査の結果は、腰椎《ようつい》の椎骨が前後にずれる**変性すべり症**でした。すべり症と**脊柱管狭窄《せきちゅうかんきょうさく》症**の併発により神経が圧迫され、**坐骨《ざこつ》神経痛**や**間欠性跛行《はこう》**（こま切れにしか歩けなくなる症状）が現れていたのです。医師からは**固定術**（１４０ページ参照）をすすめられました。

インターネットですべり症や固定術について調べた笹原さんは、金属製のボルトで腰椎を固定して動かなくする手術に対して抵抗感と不安を募らせ、悩むようになりま

＊写真協力：整形外科 スポーツ・栄養クリニック代官山（東京都）

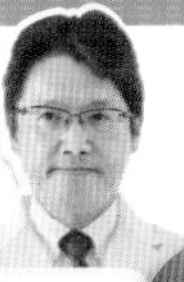

笹原さんのMRI画像

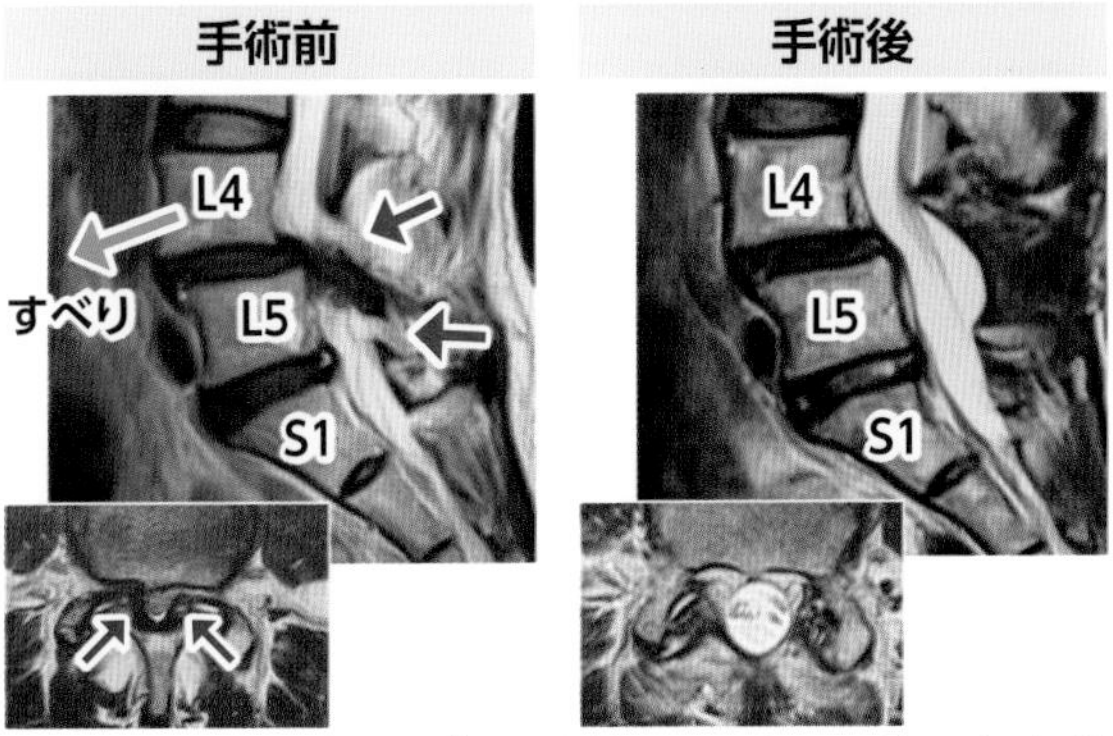

第4腰椎（L4）が前にずれる変性すべり症で、第4（L4）・第5（L5）腰椎と仙骨（S1）の椎間で脊柱管が狭窄していた

した。そんなとき、徳島大学病院での腰痛治療の取り組みを知り、固定術を受ける前に私の意見を聞いてみようと、セカンドオピニオン外来を受診しました。

検査をすると、確かに第4腰椎にすべりが見られました。ただ、**後方除圧術で神経への圧迫を除いた後、運動療法で体幹（胴体）を安定させれば、腰椎を固定する必要まではない**と判断できました。その後、当院で後方除圧術を受けた笹原さんは、**手術翌日には坐骨神経痛と間欠性跛行がすっかり解消**。術後のリハビリではピラティスを取り入れた運動療法「1分ほぐし」を行い、**腰椎に負担をかけずに体を動かす方法を学びました**。退院後もジムや自宅で1分ほぐしを続けています。そのおかげで、**つらい症状からすっかり解放され**、痛みの出ない体の使い方を身につけた笹原さん。先日は家族で海外に行き、久しぶりに旅の楽しみを満喫してきたそうです。

教訓

すべり症と脊柱管狭窄症を併発していても、除圧術で神経への圧迫を除いたうえで1分ほぐしを行って体幹を安定させれば、固定術までしなくてすむケースが少なくありません。

肺が弱く全身麻酔は高リスクのため急遽、局所麻酔の内視鏡手術を選択。術後すぐ歩け痛み知らずになり車イスと決別

医療機器と福祉機器を取り扱う会社の社長として全国を飛び回っていた島田《しまだ》弘子《ひろこ》さん（女性・75歳・徳島県在住）は、ある冬の朝、腰の激痛に見舞われ、動けなくなってしまいました。前日まで元気に出張に行っていたくらいなのに、予兆は全くなく、突然のことでした。

腰と両太ももが痛み、特に左足は力を入れようとしても入らず、自分の意志では持ち上げられないマヒ状態でした。急いで近くの病院を受診し、ＭＲＩ（磁気共鳴断層撮影）検査をしたところ、**腰部脊柱管狭窄《せきちゅうかんきょうさく》症**との診断。消炎鎮痛薬を服用したり、神経ブロック注射を受けたりしましたが、痛みはほとんど和らぎませんでした。

神経ブロックなどの保存療法でも効果が全くないうえ、下肢《かし》にマヒが出ているため、医師から手術をすすめられ、島田さんも「この激痛が続くのは耐えられない」と、手術を決意しました。

島田さんの MRI 画像

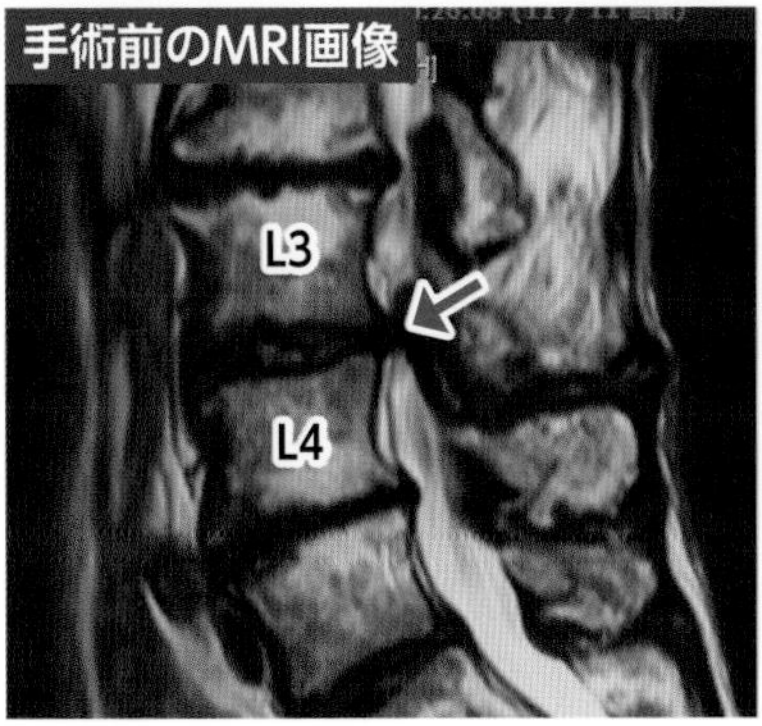

第3（L3）・第4（L4）腰椎の間に脊柱管の狭窄があったが、局所麻酔の全内視鏡下手術で除圧し、脊柱管が広がって、症状は解消した

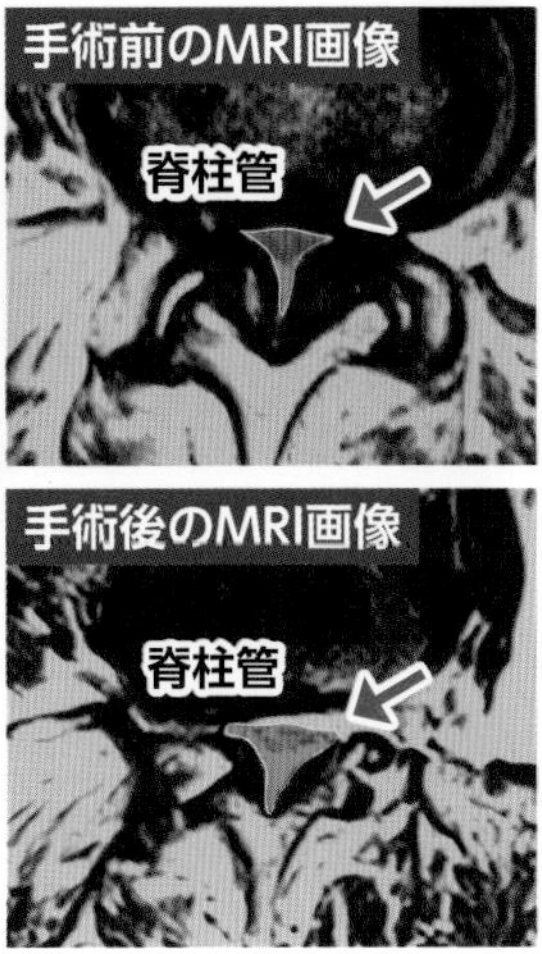

手術は現在よく行われている**「拡大鏡使用・後方除圧術」**という術式が予定されていました。全身麻酔で背中を切開し、腰椎《ようつい》の椎弓《ついきゅう》（椎骨の背中側の部分）を切除して、脊柱管を狭めている骨や靭帯《じんたい》を取り除く手術です。

ところが、手術前の検査で、島田さんは肺機能が弱いことが判明したのです。肺機能に障害がある患者さんに全身麻酔をすると、術後に重い肺炎などの合併症の可能性があり、最悪の場合、生涯にわたって人工呼吸器が必要になるリスクもあります。そこで、急遽《きゅうきょ》、術式が変更され、**局所麻酔の「全内視鏡下腹側《ふくそく》椎間《ついかん》関節《かんせつ》切除《せつじょ》術（FEVF）」**（138ページ参照）を行うことになりました。

当院を初めて訪れたときの島田さんは、左足のマヒのために歩くことができず、車イス生活でした。仕事を満足にできないばかりか、トイレやお風呂も、激痛に耐えながら這《は》うようにしてやっと行くような状態でした。このまま痛みが続き、歩けなくなった

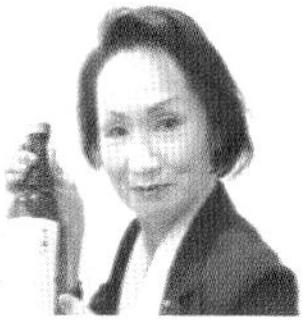

1分ほぐしを続けて仕事もプライベートも充実

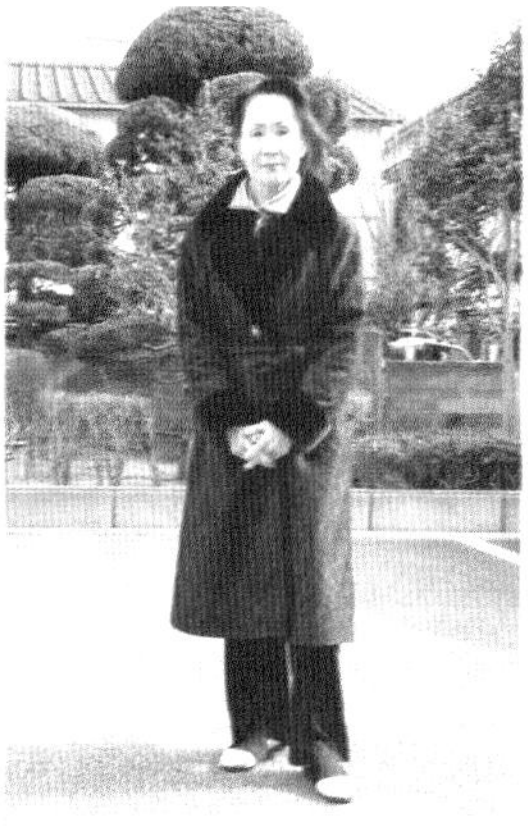

一時は左足がマヒして車イス生活を覚悟したが、術後の1分ほぐしのおかげで自分の足で立って歩ける体を維持

ら……という不安も大きかったことでしょう。

手術は滞りなく終わりました。局所麻酔なので、意識は終始はっきりとしています。手術室から病室に戻ったとき、「立ってみて」といったら、島田さんはビックリしていました。**少ししびれが残るものの激痛はなくなり、自分の足でちゃんと立って歩くことができて、さらに驚いていました。**

術後、島田さんは10日間ほど入院し、翌日から当院のリハビリセンターでリハビリを開始しました。体幹（胴体）を鍛えて再発を予防するため、最近は**ピラティスを取り入れた運動療法「1分ほぐし」**の指導を受け、自宅に戻ってからも1分ほぐしを続けている島田さん。そのおかげか、3ヵ月後には**マヒも残らず完全に回復。**現在は主治医に経過を診てもらっていますが、**腰痛が再発することはなく、**痛みの出ない体の使い方を心がけながら、会社顧問として活躍中です。

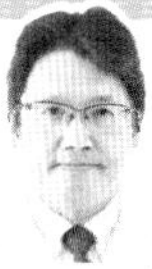

教訓

高齢者や循環器・呼吸器に持病のある人は全身麻酔の手術ができない場合がありますが、局所麻酔の全内視鏡下腹側椎間関節切除術（FEVF）なら手術できるケースもあります。

91歳と高齢のため脊柱管狭窄症の手術も受けられず苦しんだが、局所麻酔の内視鏡手術で全快。術後の1分ほぐしで散歩の楽しみを継続

井口正和《いぐちまさかず》さん（仮名・男性・91歳・兵庫県在住）は、第4・第5腰椎間の脊柱管《せきちゅうかん》の狭窄《きょうさく》からくる**左足全体の痛み**に、もう何年も悩まされていました。近くの病院で消炎鎮痛薬の内服や神経ブロック注射などの保存療法を続け、痛みを和らげてきましたが、痛みは年々増すばかりでした。近所を散歩するのが楽しみだったのに、痛みのせいで外出する機会も減り、しだいに元気がなくなってきました。

それればかりか、痛みが強まるに従って薬の量が増えてきたために、胃のむかつきやフラつきといった副作用の症状まで現れてきたのです。食事が十分にとれなくなったり、転倒したりする可能性もあり、手術を決意しましたが、手術を前提とした検査で、心臓と肺の機能がよくないことと、90歳以上と高齢であることから、**全身麻酔での手術はリスクが高い**と判断されたのです。手術はあきらめざるを得ず、井口さんは、なすすべなく耐えがたい痛みに苦しみつづけました。

井口さんの検査画像

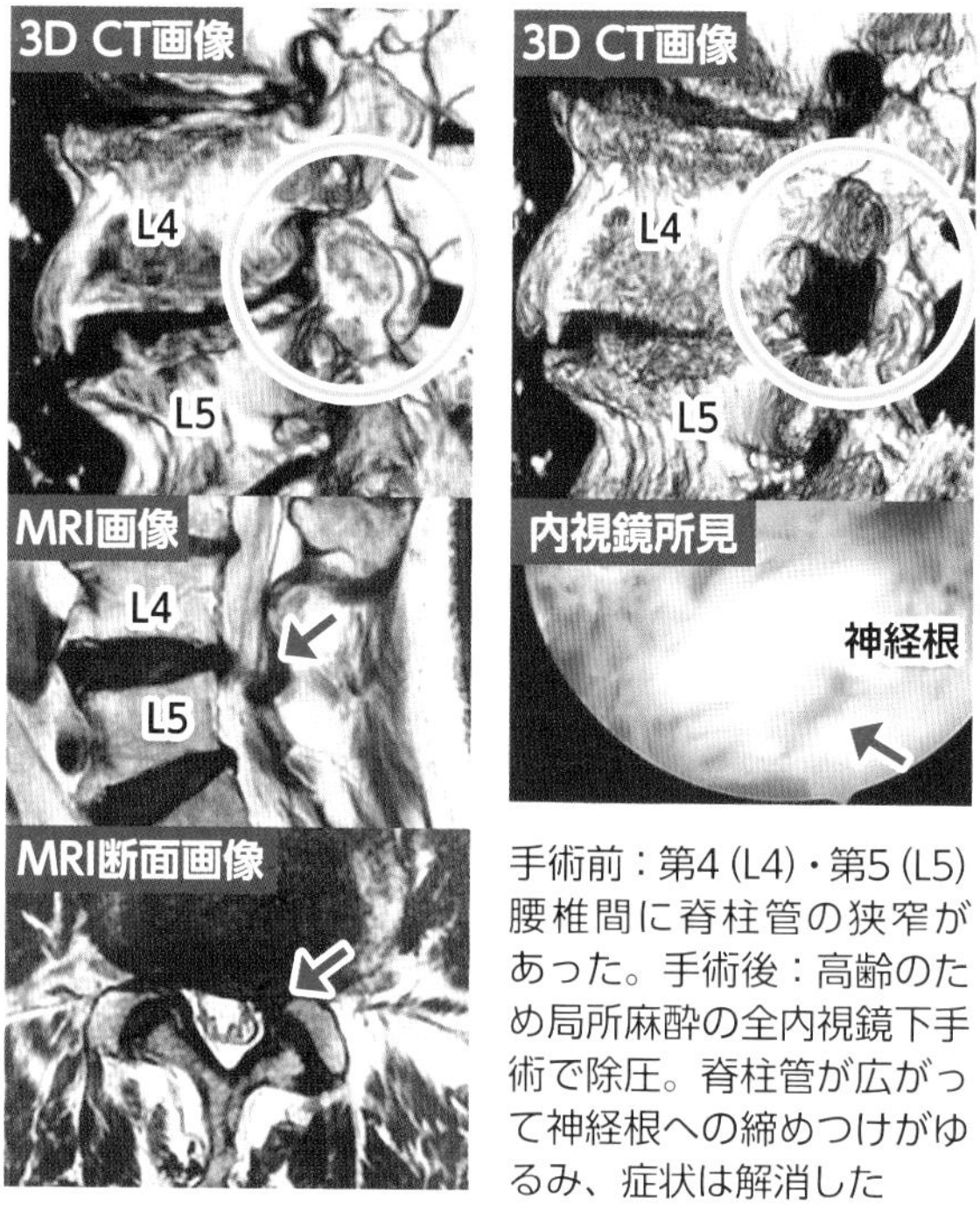

手術前
手術後
3D CT画像
L4
L5
3D CT画像
L4
L5
MRI画像
L4
L5
内視鏡所見
神経根
MRI断面画像

手術前：第4（L4）・第5（L5）腰椎間に脊柱管の狭窄があった。手術後：高齢のため局所麻酔の全内視鏡下手術で除圧。脊柱管が広がって神経根への締めつけがゆるみ、症状は解消した

そんなとき、**局所麻酔の内視鏡手術**の存在を知り、当院を受診しました。

検査をすると、高齢ではあるものの、井口さんの狭窄部位は1ヵ所で、局所麻酔で行う**「全内視鏡下腹側《ふくそく》椎《つい》間関《かんかん》節《せつ》切除《せつじょ》術（FEVF）」**なら問題なく行える状況でした。

そこで当院で手術を行った結果、手術を終えて**2時間後には歩行開始、左下肢《かし》の痛みはすっかり解消**しました。

術後は当院で年齢に合わせた無理のない**「1分ほぐし」**のリハビリを行い、今では**軽快に散歩が楽しめる**ようになって、「手術を受けてよかった」と喜んでいます。

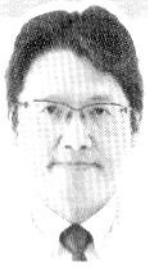

教訓

高齢者でも局所麻酔の内視鏡下腹側椎間関節切除術（FEVF）なら手術できるケースもあります。術後のリハビリも重要です。

すべり症からくる脊柱管狭窄症で固定術をすすめられたが、固定術を行わない後方除圧術を選択。15年来の腰痛・下肢痛が翌日には消え1分ほぐしで以後は快調

15年前、鈴木《すずき》寿美子《すみこ》さん（女性・70歳・神奈川県在住）は、ご主人の仕事の都合で海外にいたときに**腰痛**になりました。現地で診察を受け、いったんは治まりましたが、その後帰国すると再発。**今度は立ち歩くとお尻《しり》や足に痛みが出て耐えられなくなり、すぐ横になって休む生活**が続きました。

困った鈴木さんは4軒ほど病院を受診しましたが、すべて診断は同じ**「腰椎《ようつい》変性すべり症からくる腰部脊柱管狭窄症《せきちゅうかんきょうさく》」**で、**固定術**（140ページ参照）をすすめられました。しかし、背骨を金属のボルトで固定することに抵抗感があり、決心がつきません。結局、薬物療法で痛みを抑えながら、休み休み家事をする不自由な生活を何年も続けていました。

そんなときご主人が、私の内視鏡手術を取り上げたテレビ番組

鈴木さんのMRI画像

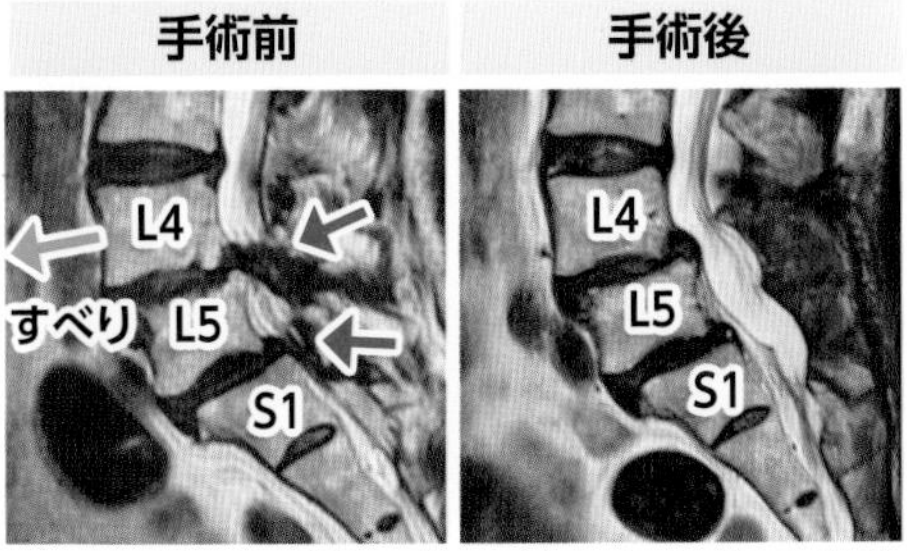

第4腰椎（L4）が前にずれ、第4（L4）・第5（L5）腰椎と仙骨（S1）の椎間で脊柱管が狭窄していたが、手術で完全に除圧できている

を見て、「同じ症状の人が、体に負担の少ない手術を受けて治っている」と教えてくれたそうです。

私の東京の診療先で診たところ、腰椎のすべりと第4・第5腰椎間、第5腰椎・仙骨間の2ヵ所の狭窄が認められましたが、固定術ではなく、**可動性を温存した除圧術**で対応可能な病状です。先に運動療法をという提案もしましたが、15年も耐えてきた痛みを早く解消したい、固定術でなくていいなら私を信頼して手術を受けたいというご本人の希望で、徳島大学病院に入院して手術を行いました。

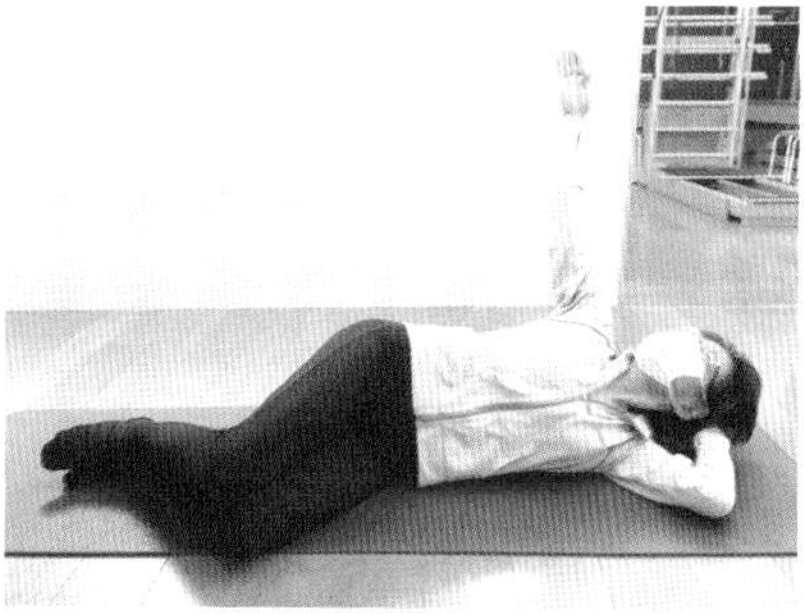
クリニックでピラティスをする鈴木さん

その結果、つらかった症状が**手術翌日にはすっかり解消**。術後のリハビリとしてピラティスの指導を受けた鈴木さんは、それまでの自分の、脊柱管狭窄症を招いたよくない姿勢や体の動かし方に気づいたそうです。今も東京の整形外科 スポーツ・栄養クリニック代官山と自宅でピラティスを続け、**痛みやしびれに悩まされることなく快適に家事ができるように**なり、明るい気分で生活しているとのことでした。

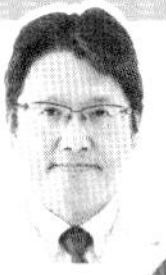

教訓

腰椎変性すべり症で、本当に固定術が必要な症例は、実は少ないと考えられます。腰椎が不安定な場合に固定術は有効ですが、手術の適用は慎重にすべきでしょう。

＊写真協力：整形外科 スポーツ・栄養クリニック代官山（東京都）

第3章 —— 基本情報

新事実が続々判明！
常識一変！
今ある痛み・しびれを
改善に導く
「脊柱管狭窄症の最新知識」

脊柱管狭窄症は腰痛の最終形態。腰椎への長年の負担と老化で靭帯・軟骨・骨が変形・変性し神経を圧迫

腰部脊柱管狭窄症《せきちゆうかんきょうさく》は、腰椎《ようつい》（背骨の腰の部分）の中央を通る脊柱管が狭窄（狭まること）する病気です。脊柱管の中には脳から伸びる神経（*脊髄《せきずい》・馬尾《ばび》）が通っており、**脊柱管が狭まると神経が締めつけられるため、足腰に痛みやしびれが現れます。**

では、そもそもなぜ脊柱管は狭まるのでしょうか。

背骨（脊椎《せきつい》）は24個の椎骨という小さな骨が積み重なるようにしてできています。椎骨はおなか側の「椎体《ついたい》」と背中側の「椎弓《ついきゅう》」という2つの部位からなり、椎体どうしは「椎間板」という軟骨組織で、椎弓どうしは「椎間関節」という関節で連結されています（次ページの図参照）。**背骨は、椎間板と左右の椎間関節の3点でバランスよく支持されることで、安定する構造**になっています。

ところが、**反り腰**のクセがあったり、**加齢**により椎間板が弾力を失ってつぶれたりすると、背中側の椎間関節にばかり無理な負担がかかり、やがて炎症が起こって腰痛

＊脳から伸びる脊髄は腰椎のところで枝分かれし、「馬尾」という馬の尻尾に似た末梢神経の束になる。

を招きます。さらに椎間関節への負担が続くと、負担を支えようとして骨が変形し、**骨棘《こつきょく》**（骨のトゲ）ができたり、靱帯《じんたい》（骨と骨をつなぐ丈夫な線維組織）がたわんで分厚くなったりします。**脊柱管狭窄症の多くは、腰椎の椎間関節への長年の負担の蓄積に、加齢による靱帯・軟骨・骨の変性・変形が加わって発症**すると考えられます。

このほか、加齢による椎間板の変性から、椎間板が背中側へ突出してはみ出たり**（ヘルニア）**、椎体がずれたり**（すべり）**することも、脊柱管を狭める原因になります。

腰椎のつくり

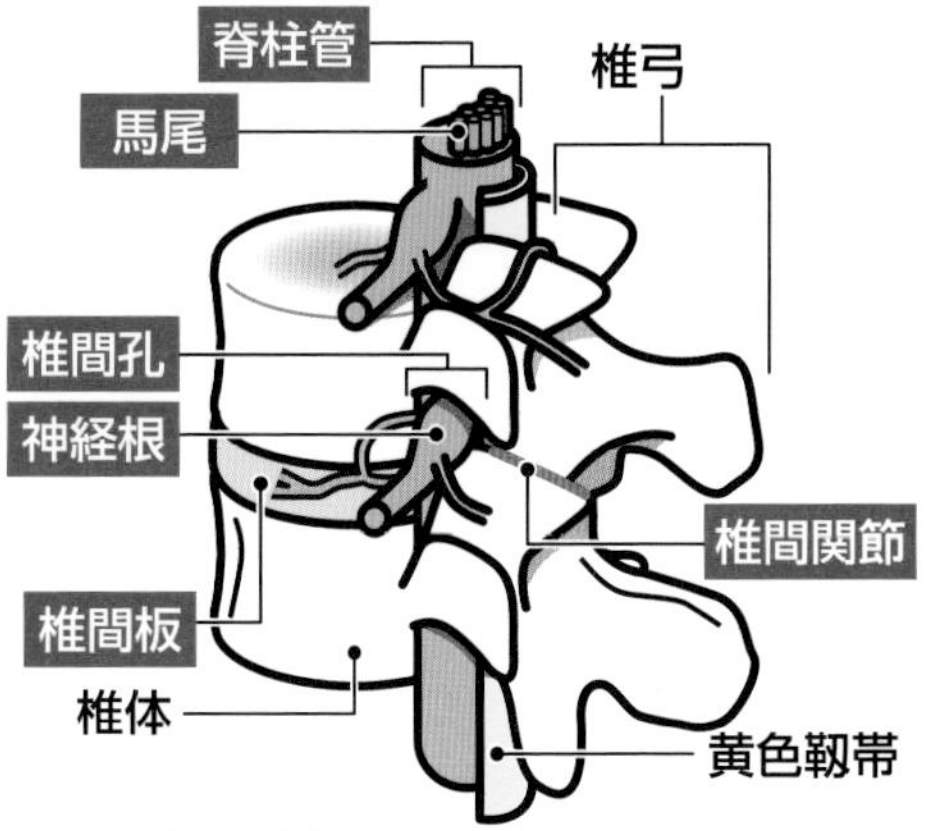
脊柱管
馬尾
椎弓
椎間孔
神経根
椎間関節
椎間板
椎体
黄色靱帯

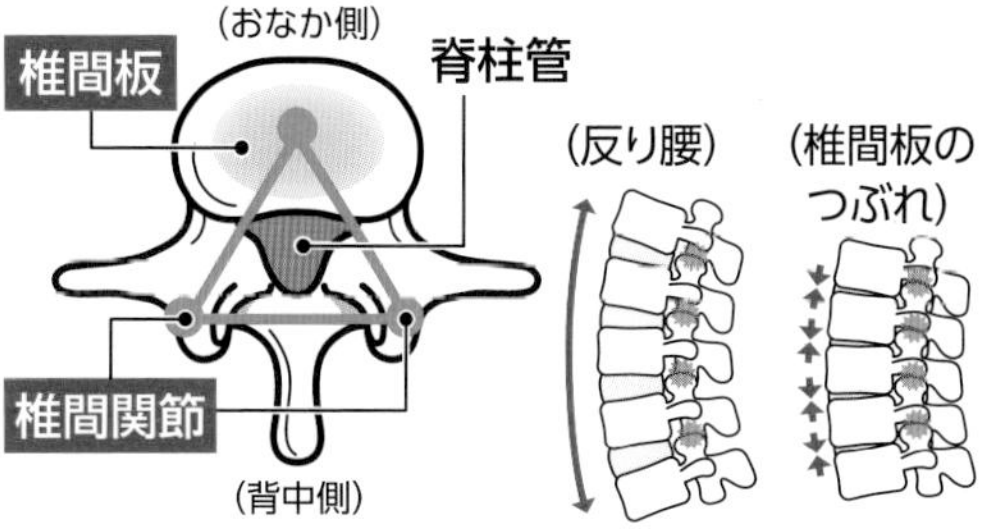
（おなか側）
椎間板
脊柱管
椎間関節
（背中側）
（反り腰）
（椎間板のつぶれ）

背骨は椎間板と左右の椎間関節の3点で支持されている。反り腰のクセや椎間板のつぶれによって椎間関節に負担がかかると、靱帯・軟骨・骨が変性・変形して脊柱管狭窄症を招く。

脊柱管狭窄症が発症する主な要因

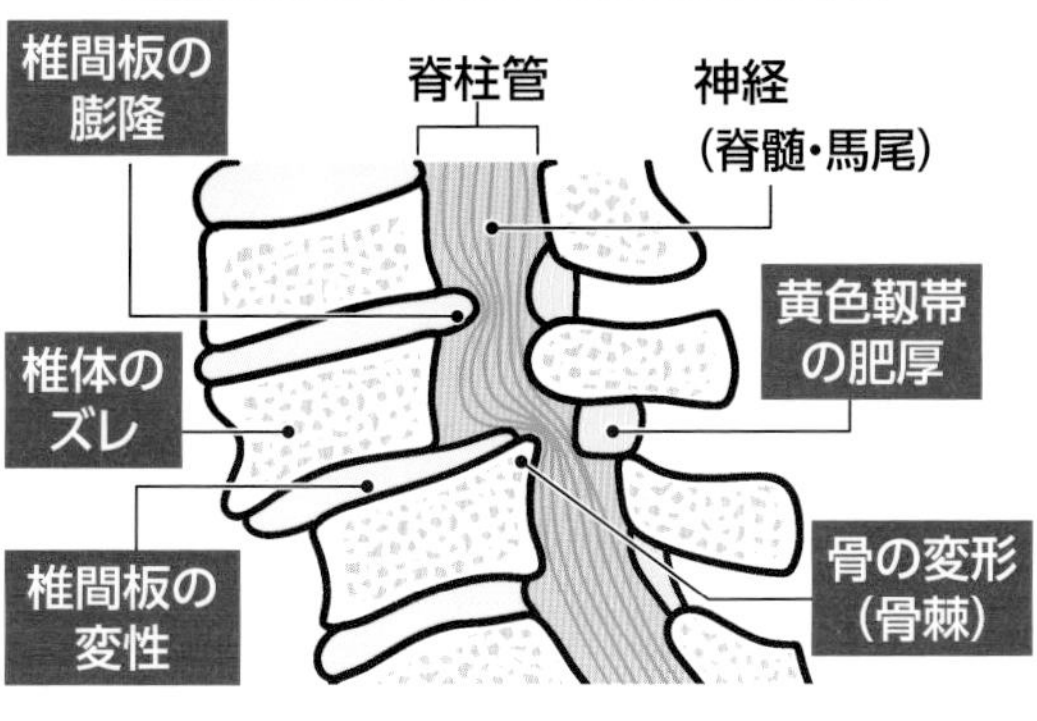
椎間板の膨隆
脊柱管
神経
（脊髄・馬尾）
黄色靱帯の肥厚
椎体のズレ
骨の変形
（骨棘）
椎間板の変性

神経が通る脊柱管や椎間孔が狭まり神経や血管が圧迫されると、足腰の痛み・しびれ、間欠性跛行が発生

腰椎《ようつい》に5個ある椎骨のうち、脊柱管《せきちゅうかん》の狭窄《きょうさく》が最も起こりやすいのは、第4・第5腰椎の間、次いで第3・第4腰椎の間、第5腰椎・仙骨《せんこつ》（腰の中央にある平らな骨）の間の順となっています。

第3～第5腰椎と仙骨は背骨のうちでも最下部にあって上半身全体の重みを支えているだけでなく、体を前後に曲げるときによく動き、酷使される部位です。また、腰椎はゆるやかに前弯《ぜんわん》（前にカーブ）しているので椎骨後方の椎間関節に負担がかかりやすく、椎間孔《ついかんこう》（背骨から神経が出る部分。前ページの図参照）が狭まって神経根が圧迫されやすい部位でもあります。さらに、前弯しているため椎骨が前にすべりやすいことなども加わって、**第3～第5腰椎と仙骨の椎間で脊柱管の狭窄が多発する**のです。

腰で神経が圧迫されているのにもかかわらず、脊柱管狭窄症の症状は**腰痛**だけに留まりません。**お尻《しり》・太もも・ふくらはぎ・すね・足先・足裏の痛み・しびれ**や**間欠性《かんけつせい》**

腰椎の神経は坐骨神経につながる

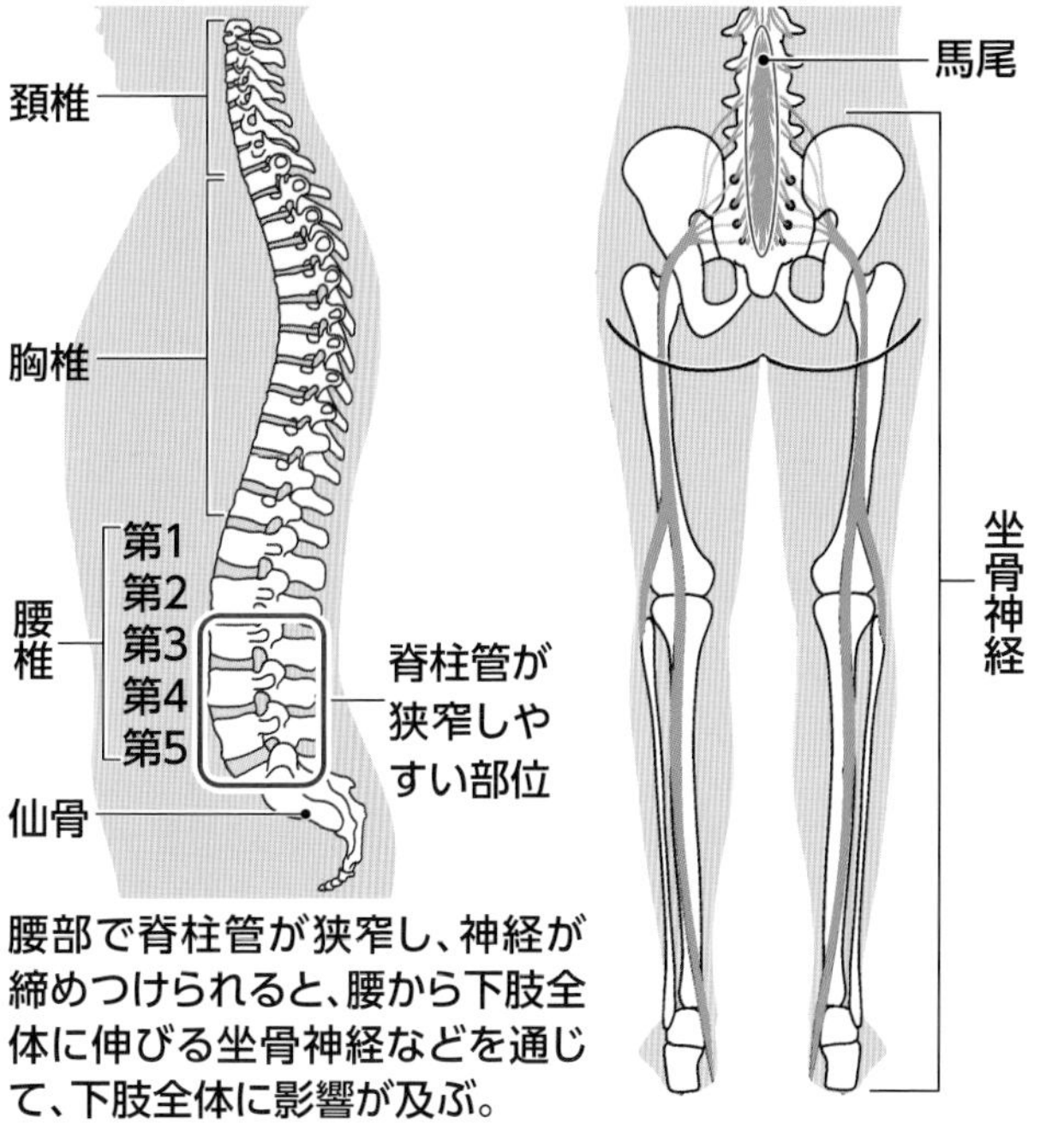
頸椎
胸椎
腰椎
第1
第2
第3
第4
第5
仙骨
脊柱管が狭窄しやすい部位
馬尾
坐骨神経

腰部で脊柱管が狭窄し、神経が締めつけられると、腰から下肢全体に伸びる坐骨神経などを通じて、下肢全体に影響が及ぶ。

跛行《はこう》（こま切れにしか歩けなくなる症状）など、下肢《かし》全体に症状が現れます。それはなぜでしょうか。脊髄《せきずい》が腰部で馬尾《ばび》となり、枝分かれして第4・第5腰椎と仙骨から背骨の外へ出ると、神経はお尻のあたりでまとまって**「坐骨《ざこつ》神経」**という太い神経になります。坐骨神経は人体の中で最も太く長い*末梢《まっしょう》神経で、下肢全体の運動や知覚を支配しています。また、第3・第4腰椎の間から出る神経は大腿《だいたい》神経といって、太もも前面に伸びています。

このような神経のつながりから、**腰椎で脊柱管が狭まって神経が圧迫されると、下肢全体に影響が及びます。**神経には**血管**が通っているため、神経が締めつけられれば血流も滞り、必要な酸素や栄養が十分に行き届かなくなって、腰から離れた部位の**神経の働きも低下**してしまいます。その結果、下肢の痛み・しびれや間欠性跛行が発生するのです。

＊末梢神経は中枢《ちゅうすう》神経（脳と脊髄）から分かれて体の各部へ伸びる神経をいう。

脊髄からつながる馬尾神経が圧迫され下肢のマヒ・脱力、排尿障害・便もれがあれば手術を急ぎ検討

脊柱管狭窄《せきちゅうかんきょうさく》症には神経根《しんけいこん》（脊髄《せきずい》から左右に枝分かれする神経の根もと）が圧迫される**「神経根型」**と、脊髄の末端の馬尾《ばび》が圧迫される**「馬尾型」**、両方が合併した**「混合型」**の3タイプがあります。**神経根型の症状は左右どちらか片側に出る**ことが多いのに対し、**馬尾型・混合型では両側にしびれ、冷感・灼熱《しゃくねつ》感、足裏の感覚異常、脱力感、間欠性跛行《かんけつせいはこう》などが現れます。**馬尾が圧迫される馬尾型および混合型が悪化し、**続けて10〜20メートルも歩けないほど重度の間欠性跛行、膀胱直腸《ぼうこうちょくちょう》障害**（排尿困難・頻尿《ひんにょう》・失禁・便秘など）、**踵足《しょうそく》**（ふくらはぎに力が入らず爪先立ちができなくなる症状）、**下垂《かすい》足《そく》**（足首から先の部分に力が入らず垂れ下がってしまう症状）など**下肢《かし》のマヒ・筋力低下が現れた場合は、なるべく急いで手術を検討**する必要があります。運動療法や薬物療法では改善が見込めないうえ、時間の経過とともに神経の障害が進み、手術をしても足のしびれや失禁などの症状が後遺症として残る可能性が大きいからです。

第4章 ―― これからの新治療

脊柱管狭窄症が
慢性化してなかなか
治らないのはなぜか？
私が考える
「今の診察・治療の
問題点」

問題点 1

画像検査に頼りすぎで本当の原因は別にあるのに脊柱管狭窄症と診断され見当違いの治療で治らない人が多い

足腰の痛み・しびれや間欠性跛行《かんけつせいはこう》（こま切れにしか歩けなくなる症状）を訴えて受診すると、レントゲン（X線）やMRI（磁気共鳴断層撮影）、CT（コンピュータ断層撮影）などの画像検査を行うのが一般的です。脊柱管《せきちゅうかん》に狭窄《きょうさく》があるかどうかは、これらの画像検査で容易に判断できます。

しかし、慢性腰痛は、症状を引き起こす要因が複雑で多岐にわたるため、症状が本当に脊柱管の狭窄からきているものかどうかの診断を、画像検査だけに頼るのは早計です。

特に**高齢者は画像検査をすれば大半の人に脊柱管の狭窄が認められ**、画像検査から脊柱管狭窄症と診断されたものの、腰痛の原因は実はほかにあったという例も少なくありません。本当の原因を突き止めないままでは、見当違いの治療となり、仮に手術を受けたとしても、足腰の痛み・しびれや間欠性跛行は治らないことになります。

対策

脊柱管狭窄症など慢性腰痛の診療では問診・身体所見が最重要。画像検査に惑わされず本当の原因の探索が肝心

見当違いの治療をさけるために最も重要なのは、画像検査に先立つ問診や身体所見を丁寧に行うことです。慢性腰痛は腰椎《ようつい》の椎骨《ついこつ》・椎間板《ついかんばん》・靱帯《じんたい》などの組織の変形・変性や姿勢のクセ、体の使い方などが複雑にからみ合って起こるため、検査画像では目につかない障害が痛みを引き起こしている場合があるからです。また、人間は刻々と姿勢を変えて動くので、ある姿勢で撮影した画像にすべてが写っているとはかぎりません。まずは念入りに、患者さんの体を多面的に調べることが重要です。

具体的には、**視診**《ししん》（姿勢・歩き方・座り方など体の動かし方を観察）、**問診**《もんしん》（どんな場面でどこがどう痛むか、痛くてできない動作はないかなど、日常生活の詳細をたずねる）、**触診**《しょくしん》**・身体所見・運動検査**（各部位を押したり体を動かしたりしながら観察）といった診察を通じて、異常のある部位を推測します。そのうえで、推測した部位に本当に異常があるかどうかを画像検査で確認し、それでも診断がつかなければ、**神経ブロック注射**＊をして、**原因部位を特定**します。根本的な治療をめざすなら、なるべく丁寧に問診や触診を行う専門医に診てもらうのが近道といえるでしょう。

＊痛みを発していると推測される部位に局所麻酔薬を注射し、痛みが取れるかどうかで原因部位を特定する診断方法。

問題点 2

運動療法で改善できるのに熱心に指導されず薬物療法や物理療法だけに終始している場合が多い

脊柱管狭窄症《せきちゅうかんきょうさく》と診断され、膀胱直腸障害《ぼうこうちょくちょう》や下肢《かし》のマヒなどがあれば早期の手術を検討する必要がありますが（48ジペー参照）、それ以外は**保存療法**から治療を始めます。

保存療法には、薬で症状を和らげる**薬物療法**、局所麻酔薬やステロイド薬を患部に注射して痛みを取る**神経ブロック療法**、コルセットで腰部の動きを制限する**装具療法**、患部を温める**温熱療法**、器具を使って腰椎《ようつい》を引き伸ばす**牽引《けんいん》療法**や、**運動療法**などがあります。生活に支障があるような強い痛みを薬などで和らげることは大切ですが、運動療法以外の保存療法は対症療法であって、根本的な治療ではありません。そもそも脊柱管狭窄症の発症には、**姿勢の悪さ**、**筋力の低下**、**関節の硬さ**などが関係しています。**これらを改善できる治療法は、運動療法をおいてほかにはない**のです。しかし現実には、運動療法をあまり熱心に指導されずに薬物治療や物理療法*に終始している場合が多く、改善しないために手術を選択する患者さんが少なくないのです。

＊物理療法：電気・光線・超音波・熱・機械などの物理的なエネルギーを利用する保存療法。

対策

薬物療法だけでなく運動療法も行うのが今や世界標準。日本の最新ガイドラインでも運動療法を提案

10年以上前の脊柱管狭窄症《せきちゅうかんきょうさく》の治療は、薬物療法や神経ブロック療法、装具療法、温熱療法などの保存療法を続けながら腰を安静に保ち、経過がよくなければ手術をするのが一般的で、運動療法はあまり熱心に行われてきませんでした。しかし、多くの研究が蓄積された結果、現在では、運動療法の有効性が十分な科学的根拠のもとに認められ、薬物療法と合わせて運動療法が行われるようになっています。日本の脊柱管狭窄症の診断・治療の基準となる**「腰部脊柱管狭窄症診療ガイドライン2021」**（日本整形外科学会・日本脊椎脊髄《せきついせきずい》病学会）では、脊柱管狭窄症の治療として運動療法を行うことが提案されています。**アメリカの内科学会**も2017年に**「慢性腰痛治療の第一選択は運動療法」**というガイドラインを出しており、運動療法は今や世界標準といえるでしょう。つらい痛みやしびれを薬物療法で和らげたうえで、みずから体を動かす運動療法こそ、最も効果的で根本的な脊柱管狭窄症の治療です。**運動療法に熱心な専門医や、ピラティスなどの運動療法**（54ページ参照）**にもくわしい理学療法士がいる医療機関を受診**することをおすすめします。

コラム 「ピラティス」の起源はリハビリ。体幹を鍛え背骨の安定を図ることが目的なので、脊柱管狭窄症の運動療法として最適！

ピラティスは、第一次世界大戦の負傷兵のリハビリを目的に、ドイツのジョセフ・ピラティス氏が開発したエクササイズです。

ピラティスには、次のような特徴があります。

まず、**鼻から息を吸って胸郭全体をふくらませ、口からゆっくりと息を吐く呼吸法**があります。これによって酸素を十分に取り込むことができ、**心身の活動性を高める**ことができます。

もう一つの特徴は、体幹（胴体）深部にある筋肉を鍛え、しっかりと働かせることで、**背骨の自然なカーブを保ち、安定させることを目的としている**点です。

腹部からお尻にかけての、背骨だけで体を支えている部分を**「コア」**といいます。ピラティスでは、腹横筋などのコアの体幹深部筋は、背骨全体の正しい並びを維持したり、**動作時に全身のバランスを取るために特に重要**とされます。

このような特徴から、ピラティスは、脊柱管狭窄症の運動療法として最適なエクササイズといえます。

脊柱管狭窄症の運動療法としてのピラティスも、まず、**コアである腰椎の安定化を図ることを目的**とします。ほかの骨の支えがなく不安定になりがちな腰椎を、**体幹深部筋を働かせることでしっかりと安定させます**。一方で、**腰椎に隣接する胸椎と股関節の可動性を高め、腰椎にかかる負担を分散し、軽減することも大切な目的**です。これは、「**ジョイント・バイ・ジョイント・セオリー**」（112ページ参照）に通じます。

患部に負担をかけないことが特徴なので、腰椎の手術後でも、ピラティスなら、比較的早い段階からリハビリとして行うことが可能です。

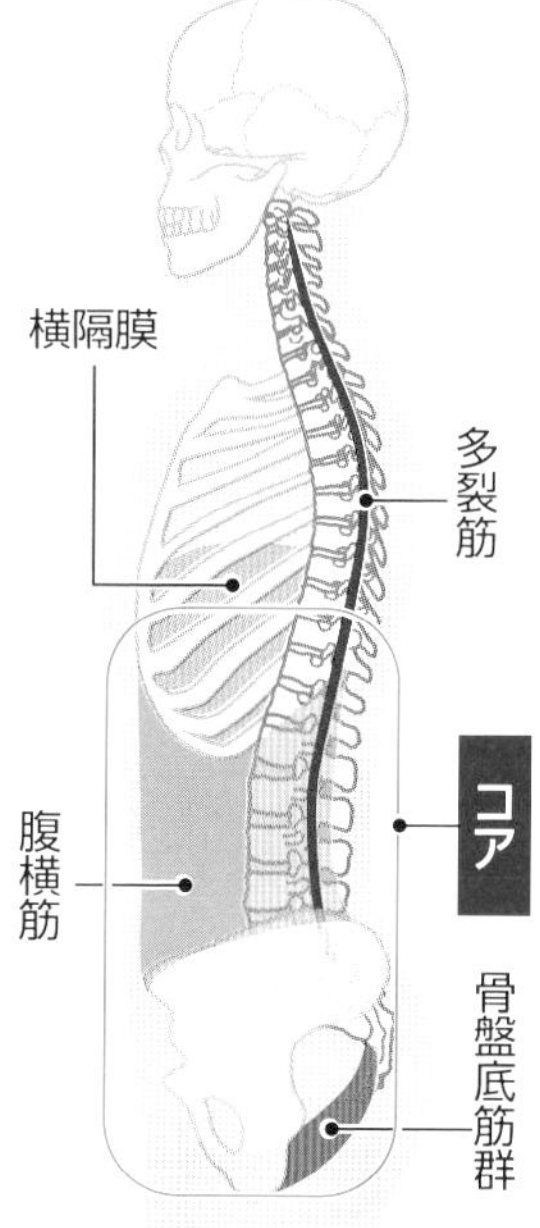

＊コアは、床（骨盤底筋）・屋根（横隔膜）・壁（腹横筋）・柱（多裂筋）から成り立つ家のような構造と考えると理解しやすい。

第5章 ——運動療法を始める前に

脊柱管狭窄症の克服には、寝ながらでもできて改善者が続出している徳島大学病院式「運動療法」が有効

運動療法を試す前に専門医の診察が重要！
化膿性脊椎炎・がんの脊椎転移・脊椎骨折など「見逃してはいけない病気」一覧

腰部脊柱管狭窄《せきちゅうかんきょうさく》症の運動療法を試す前には、**必ず整形外科専門医を受診して、確定診断を受ける**ことが重要です。腰痛や下肢《かし》の痛み、間欠性跛行《はこう》といった症状が、脊柱管狭窄症ではなく**ほかの重大な病気**からきている可能性もあるからです。腰痛や坐骨《ざこつ》神経痛を訴える患者さんに対し、専門医はまず問診や身体所見を注意深く確認し、❶＊1神経症状（下肢の痛みやしびれなど）がないもの、❷＊2神経症状があるもの、❸重い脊《せき》椎《つい》の病気や、整形外科以外の病気からきている可能性があるものに分類します。

❶であれば緊急性は低いと判断できるため、4～6週間は薬物療法などの保存療法でようすを見ます。❷なら画像検査などのくわしい検査を行い、神経に影響を及ぼしている原因部位を特定します。注意すべきは❸です。❸が疑われる場合は左㌻のような危険信号（レッドフラッグという）を見逃さず、急いでくわしい検査を行って脊柱管狭窄症との鑑別（見分け）を行い、その病気に応じた治療を行う必要があります。

＊1　筋・筋膜性腰痛、椎間関節性腰痛、椎間板性腰痛、仙腸関節性腰痛など、深刻な原因がなく、保存療法で炎症が治まれば治癒することが多い腰痛。
＊2　腰椎椎間板ヘルニア、腰部脊柱管狭窄症、すべり症、靭帯骨化症など。

腰痛や下肢痛を起こす見逃してはいけない病気

腰痛のほかに危険信号があれば以下のような病気が疑われ、精密な検査が必要

危険信号（レッドフラッグ）

- 時間に関係なく、また、安静にしていても痛む
- がん治療、ステロイド治療、HIV感染の既往がある
- 広い範囲に神経症状がある
- 胸部に痛みがある
- 栄養不良がある
- 体重減少が見られる
- 構築性脊柱変形（側弯症や後弯症など脊椎がゆがむ病気）が見られる
- 発熱している

化膿性脊椎炎（整形外科）	感染した細菌（大半は黄色ブドウ球菌）が血流により背骨に運ばれて炎症を起こし、化膿して神経を圧迫すると、腰や背中が痛み、高熱が出る。結核菌によるものを脊椎カリエスという。抗生物質の投与を行い、場合により、膿を摘出する手術や骨を再建する手術を行うこともある。
がんの脊椎転移（整形外科、脊椎脊髄外科）	肺がん、乳がんなどほかの部位のがんが血流により背骨に運ばれて骨髄（骨の内部）に移動し、骨にがんが転移して腫瘍となる。腫瘍により骨が破壊されて骨折すると背骨にゆがみが生じ、脊髄を圧迫して足腰の痛み・しびれが現れるほか、馬尾症状（48㌻参照）が現れることもある。腫瘍を取り除く手術、化学療法、放射線療法などを行う。
大動脈瘤・大動脈解離（循環器内科、循環器外科）	動脈硬化などで大動脈にこぶ状のふくらみ（瘤）ができ、神経を圧迫して胸部痛、部位により腰痛が現れることもある。こぶが裂けると大動脈解離となり、突然の激痛、喀血や吐血を引き起こし、死に至ることもある。大動脈瘤が破裂しないよう専門の診療科で手術を行う。
脊椎の圧迫骨折（整形外科）	背骨が押しつぶされて変形する骨折で、背骨にゆがみが生じて神経を圧迫し、安静時にも痛みがある。骨粗鬆症の高齢者は、くしゃみや尻もちなどのちょっとした衝撃で圧迫骨折することがある。骨折部位を2〜3ヵ月間装具で固定して安静を保つ保存療法を行い、効果がなければ椎体を形成する手術を行う。
閉塞性動脈硬化症（血管外科、循環器外科）	動脈硬化で下肢の動脈が狭まったりつまったりして起こり、進行すれば安静時にも足が痛む。冷感、間欠性跛行が生じたり、足に潰瘍や壊死などの皮膚症状が現れる。専門の診療科で、血管内にステント（金属製の網）やバルーン（風船）を入れて血管を広げる治療や、血流を確保するための手術を行う。脊柱管狭窄症と合併している場合は、より重症のほうを優先して治療する。

人間はふだん寝ているか、座っているか、立っているかのため、3つの姿勢別の運動療法の習得が急務

人間の姿勢を大きく分けると、「臥位《がい》（寝る）・座位《ざい》（座る）・立位《りつい》（立つ）」の3つになります。腰椎《ようつい》にかかる負担や、脊柱管《せきちゅうかん》内部の圧力などは、それぞれの姿勢や体の動かし方で刻々と変わります。

立った姿勢では上半身全体を支える腰椎に大きな負担がかかり、腰を反らすと腰椎の脊柱管内部の圧力（硬膜外圧《こうまくがいあつ》＝脊髄《せきずい》を包む硬膜の外側の圧力）が高まって、神経を圧迫します。腰部脊柱管狭窄症《きょうさくしょう》で腰を反らすと症状が強まるのはこのためです。

イスに腰かけると脊柱管内部の圧力は下がるものの、腰椎のおなか側にある椎間板《ついかんばん》内部の圧力は高まり、そのまま前かがみになるとさらに大きな圧力がかかります。椎間板が後方にはみ出て脊柱管を圧迫している場合は、この姿勢でも痛みが生じます。

臥位の姿勢では脊柱管・椎間板両方の圧力が下がり、症状が和らぎます。しかし、背骨はまっすぐな1本の棒ではありません。横になれば重力の影響を受けた椎骨がわ

姿勢による背骨内部の圧力の変化

姿勢による硬膜外圧の変化[*1]

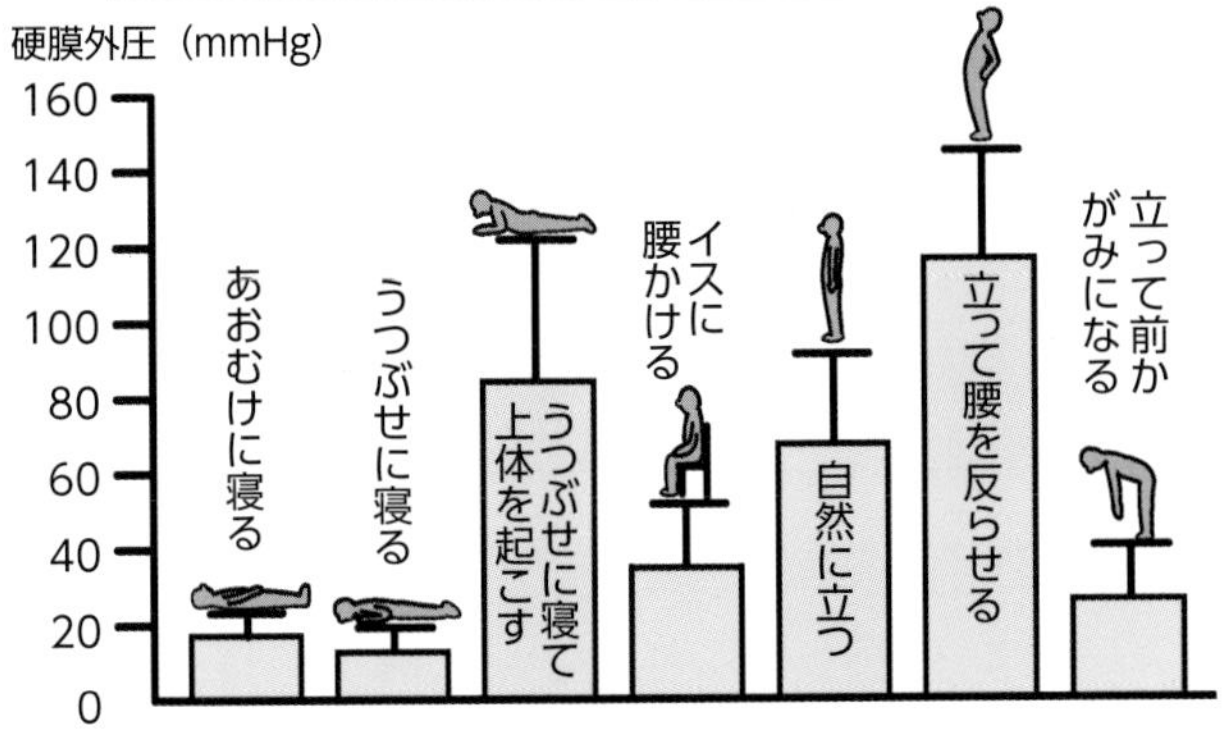
硬膜外圧（mmHg）
160
140
120
100
80
60
40
20
0
あおむけに寝る
うつぶせに寝る
うつぶせに寝て上体を起こす
イスに腰かける
自然に立つ
立って腰を反らせる
立って前かがみになる

姿勢による椎間板内圧の変化[*2]

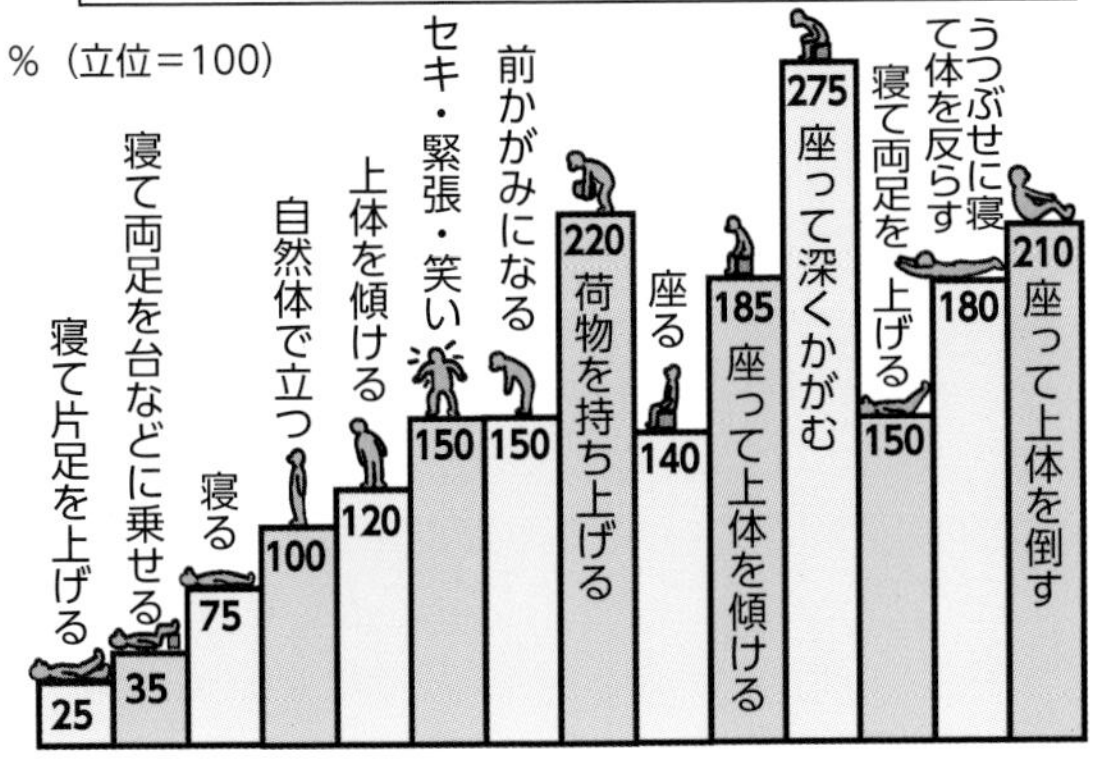
%（立位＝100）
25
寝て片足を上げる
35
寝て両足を台などに乗せる
75
寝る
100
自然体で立つ
120
上体を傾ける
150
セキ・緊張・笑い
150
前かがみになる
220
荷物を持ち上げる
140
座る
185
座って上体を傾ける
275
座って深くかがむ
150
寝て両足を上げる
180
うつぶせに寝て体を反らす
210
座って上体を倒す

ずかにずれ、痛むことがあります。また、あおむけ、うつぶせ、横向きなど、寝姿勢によって脊柱管・椎間板内部の圧力が変化し、症状は強まったり弱まったりします。

どんな姿勢でどんな動きをしても痛みが出ないようにするには、**3つの姿勢に応じた運動療法を通じて、これまでの体の使い方のクセを改める**ことです。

本書で紹介している**3つの姿勢別「1分ほぐし」**を続けることで、脊柱管狭窄症を招いた体の使い方のクセを、無理なく改めていくことができます。立って活動するときも、座って作業をしたり休んだりするときも、横になって眠るときも、二度と痛みが出ないような体の使い方を身につけて、毎日を快適に過ごしましょう。

＊1　Takahashi K. et al: Epidural pressure measurements. Relationship between epidural pressure and posture in patients with lumbar spinal stenosis. Spine 20(6); 650,1995.
＊2　Nachemson Alf L.: The lumbar spine an orthopaedic challenge. Spine 1; 59-71,1976

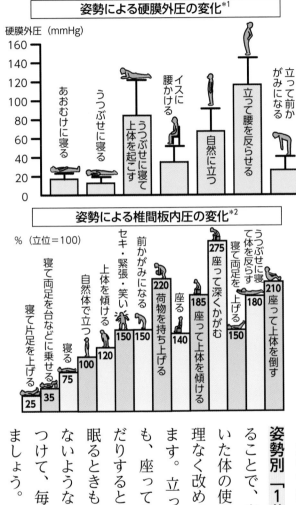

徳島大学病院式運動療法は簡単でゆっくり！1回1分！大事なポイントだけ押さえれば無理な頑張りは不要だから長続き

日ごろ運動習慣のない人は「運動」と聞くと、息が上がるような激しい運動や、複雑で難しい動きを必要とする運動、素早く動くスピード感のある運動をイメージしがちですが、本書で紹介する**徳島大学病院式運動療法「1分ほぐし」**は、どれも簡単で、ゆっくり行うものばかりです。1回の体操に**かかる時間は1分程度**で、特別な道具はいりません。朝起きて布団の上でできる体操（第7章参照）や、今、イスに腰かけて本書を読んでいるなら、そのまま本を読みながらできる体操もあります（第8章参照）。運動嫌いで体を動かすのがおっくうだと思う人でも気軽に試せるでしょう。

腰部脊柱管狭窄《せきちゅうかんきょうさく》症で通院中の人は、治療を続けながら、主治医と相談のうえで運動療法を試しましょう。痛いのを我慢して無理に運動してはいけません。痛みがあると筋肉がこわばってうまく動かず、運動の効果が上がらないばかりか、かえって腰やほかの部位を傷めることになりかねないからです。

ある体操を試して痛みを感じるようなら、いったん中止しましょう。痛みを感じる場合は、その体操が病状に合っていないか、正しいやり方ができていないということです。しばらく休んで痛みが治まったら、別の体操を試すか、もう一度正しいやり方をおさらいしてからトライしましょう。

「脊柱管狭窄症の運動療法は、体を動かす気持ちよさを味わいながら、気楽に行うのが重要」ということを覚えておいてください。それぞれの体操のコツは各ページで写真とともに記載していますが、始める前に、運動療法を行ううえで大事な次のポイントだけは必ず押さえておいてください。

❶動きに応じた呼吸を守る……徳島大学病院式運動療法は、ピラティス（54ページ参照）がもとになっています。ピラティスで重視する体幹（胴体）深部の筋肉を効率よく使うためには、動きに応じて正しく呼吸をすることがとても大切です。

❷長く続ける……脊柱管狭窄症を招く要因となった、長年の体の使い方や姿勢のクセを正すには、「1分ほぐし」を習慣にして、長く続けることが大切です。やさしくゆっくりとした動きなので毎日でも続けやすいはずですが、もし三日坊主になったとしても、そこで自分を責めたり、気を落とさないようにしましょう。1週間に2回でも3回でも、自分に合ったペースで、また始めればいいのです。

自分に合った運動療法を見つけて組み合わせて続ければ、坐骨神経痛も間欠性跛行もらくになり毎日が快調

ひと言で腰部脊柱管狭窄症《せきちゆうかんきようさく》といっても、症状は人によりさまざまです。人それぞれの症状は、人それぞれの要因から生じます。腰椎《ようつい》を反らしすぎる反り腰の姿勢のクセであったり、筋力が弱くグラグラと不安定な体幹（胴体）であったり、腰にばかり負担をかける体の動かし方のクセや、股《こ》関節の硬さが原因になる場合もあります。

運動療法を効果的に進めるには、こういった自分の**「狭窄体質」のタイプ**をよく確認しておくことが大切です。次の章以降で自分の狭窄体質のタイプはどれかを調べ、自分に合った体操を見つけましょう。

発症の要因は複数あることも普通なので、異なるタイプの「1分ほぐし」を組み合わせれば、さらに効果が期待できます。**自分に合った「1分ほぐし」を見つけて組み合わせオリジナルのセットメニュー**を作って続ければ、つらい**足腰の痛みやしびれ、間欠性跛行《はこう》**がしだいにらくになり、快適な毎日を過ごせるようになるでしょう。

第6章 —— 脊柱管狭窄症の運動療法の基本

「脊柱管狭窄症になる人とならない人の決定的な違い」がわかり、「4大狭窄体質」の改善こそ克服の決め手

脊柱管狭窄症の人にはほぼ共通して脊柱管を狭める「4大狭窄体質」が隠れ、「体質正し」が誰にも急務

腰部脊柱管狭窄《せきちゅうかんきょうさく》症の原因は、人によりさまざまです。年齢を重ねることで起こる変化や生まれつきの体の特徴にはやむを得ないものもありますが、そのほかに、脊柱管狭窄症の患者さんに共通する**「脊柱管の狭窄を招きがちな体質」**ともいうべき特徴があります。本章ではこれを**「狭窄体質」**として、次の4つに分けています。

❶**反り腰体質**……腰椎《ようつい》（背骨の腰の部分）ばかりを反らせる姿勢のクセ（70ページ）

❷**体幹不安定体質**……体幹（胴体）深部の筋肉が弱く腰椎ばかり動いて負担がかかる（72ページ）

❸**胸椎《きょうつい》硬直体質**……胸椎（背骨の胸の部分）が硬く腰椎ばかり動いて過剰な負担がかかる（74ページ）

❹**股《こ》関節硬直体質**……股関節が硬く腰椎ばかり動いて過剰な負担がかかる（76ページ）

まずは、みずからの体を知ることから始めましょう。自分にはどの体質が当てはま

るかをチェックしてみてください。**複数が当てはまることもあります。**

さらに、これら**4大狭窄体質に共通する特徴**として、24個の椎骨からなる**「背骨全体の動きが硬い」**ことがあげられます。背骨をしなやかに動かすことができれば、どの体質を正すのにも役立ちます。次ページから解説する1分ほぐし**「つむじ・尾《び》骨《こつ》離し呼吸」**で、椎間を広げ、背骨が柔軟に動くようにしておきましょう。

4大狭窄体質

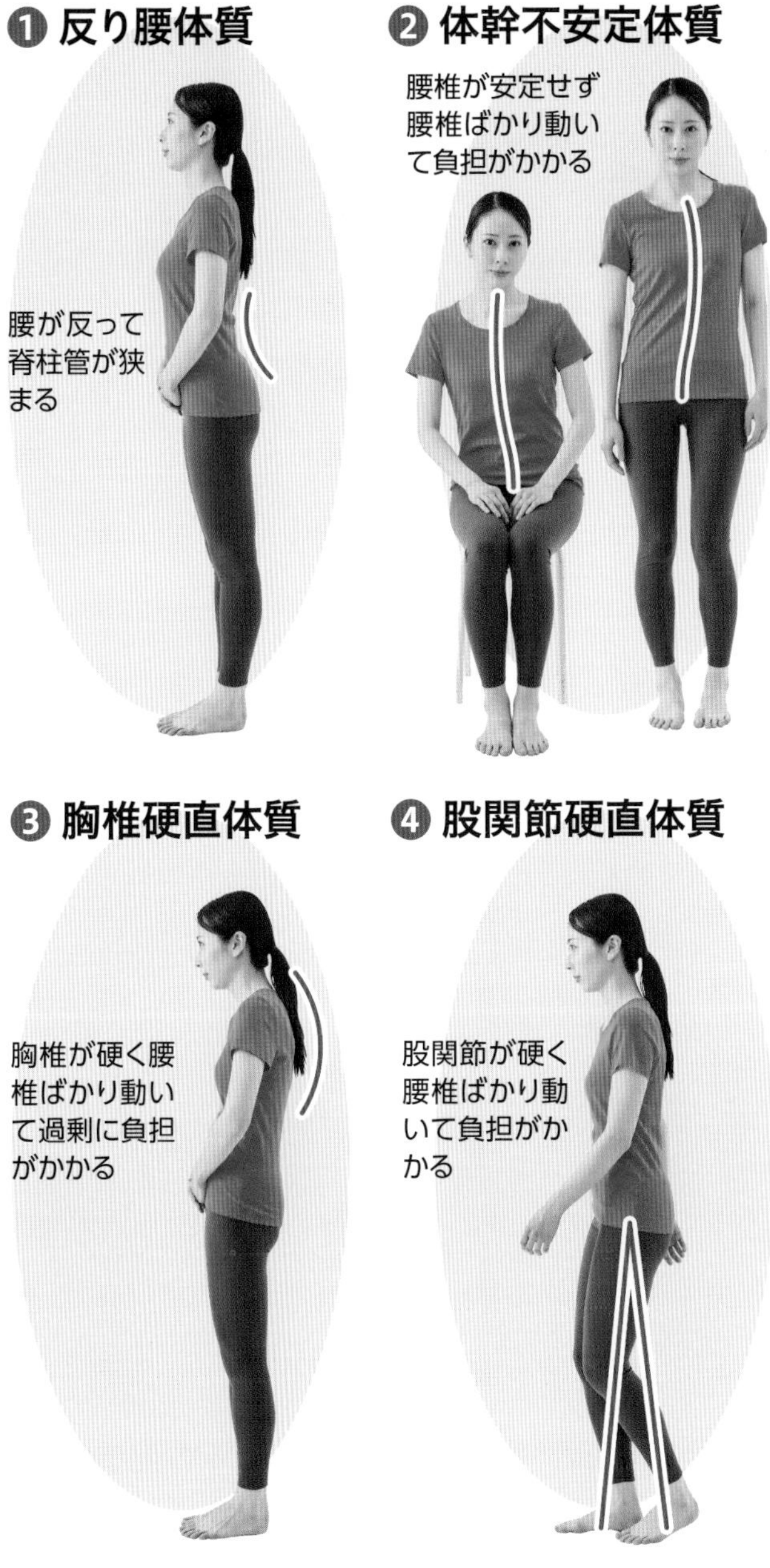
❶ 反り腰体質
腰が反って脊柱管が狭まる
❷ 体幹不安定体質
腰椎が安定せず腰椎ばかり動いて負担がかかる
❸ 胸椎硬直体質
胸椎が硬く腰椎ばかり動いて過剰に負担がかかる
❹ 股関節硬直体質
股関節が硬く腰椎ばかり動いて負担がかかる

狭窄体質正しにはまず姿勢正しと動作正しが必須で、立つ・座る・寝る姿勢での「つむじ・尾骨離し呼吸」が肝心

4大狭窄《きょうさく》体質を正す「1分ほぐし」を始める前に、**「つむじ・尾骨離し呼吸」**で背骨の柔軟性と可動性を高め、一つ一つの椎間《ついかん》（椎骨と椎骨の間）を広げましょう。このような「伸び」を運動療法の専門用語で、**「エロンゲーション（elongation）」**といいます。

椎間が広がって椎骨のゆがみが正され、背骨を動かしやすくなるため、準備運動として最適です。また、腰椎《ようつい》の椎間孔《ついかんこう》が広がることで神経の圧迫がゆるみ、足腰の痛みやしびれの軽減も期待できます。**「立つ・座る・寝る」**のどの姿勢でも行って、毎日の生活に取り入れてください。

「つむじ・尾骨離し呼吸」をはじめとする1分ほぐしを行うときは、呼吸を意識することを忘れないでください。胸いっぱいに息を吸い、ゆっくりと吐く呼吸を、体の動きに合わせて行うことで、運動効果がさらに高まります。

呼吸のポイント

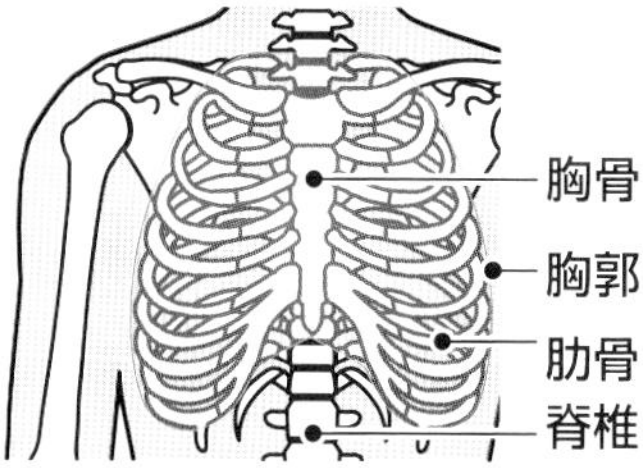

軽くおなかをへこませ、肺いっぱいに空気を吸い込んで胸郭を広げることを意識する。

狭窄体質正し 立つ つむじ・尾骨離し呼吸

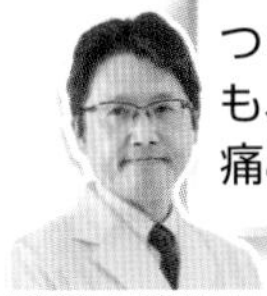

つむじ・尾骨離し呼吸をするだけでも、腰椎の椎間孔が広がり、足腰の痛み・しびれの軽減が期待できます。

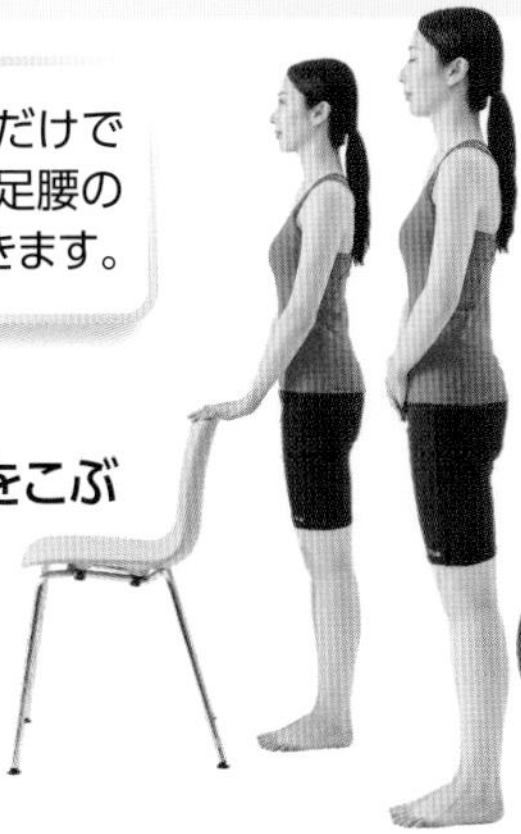

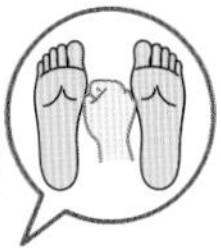

1 爪先を正面に向け、両足の間をこぶし1つ分離してまっすぐ立つ。

フラつくのが心配な場合は、壁を背にして立ったり、しっかりしたイスの背や手すりにつかまったりしてもいい。

2 鼻から息を4秒ほどかけて限界まで吸い込む。このとき、背骨の各椎間が広がり、頭のてっぺんのつむじとお尻の尾骨が離れるところをイメージする。

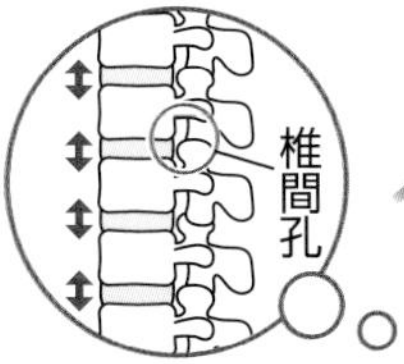
椎間孔

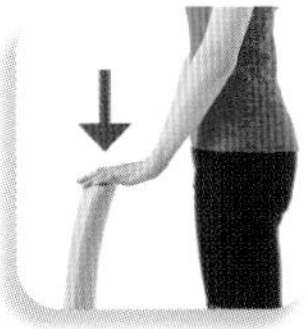

イスの背につかまるとき、両手でイスの背を押し下げると各椎間が広がりやすい。

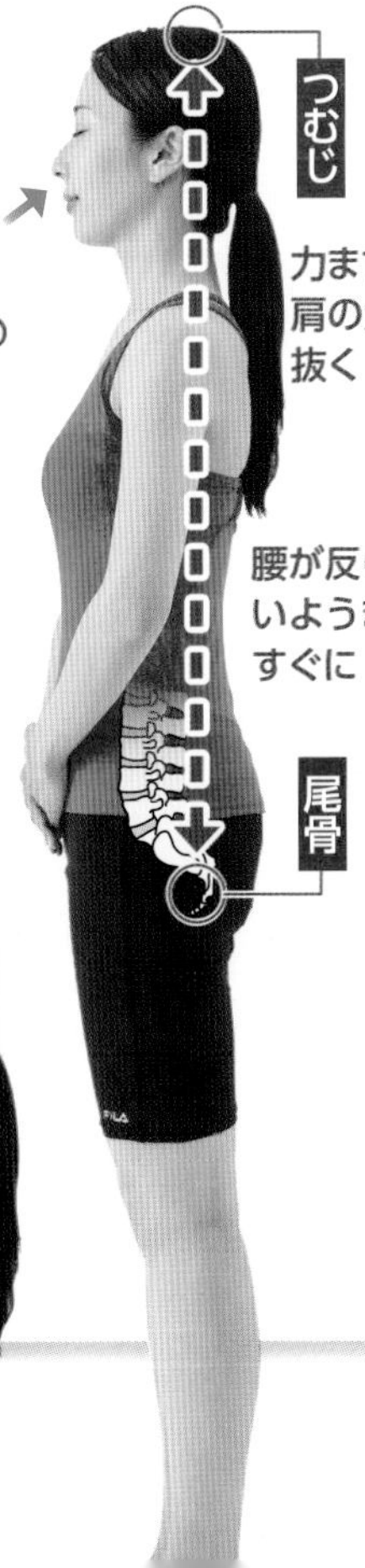
頭のてっぺんが垂直に引かれているつもりで
つむじ
力まず、肩の力を抜く
腰が反らないようまっすぐに
尾骨

3 口から息を 8 秒ほどかけて細くゆっくりと吐き出す。

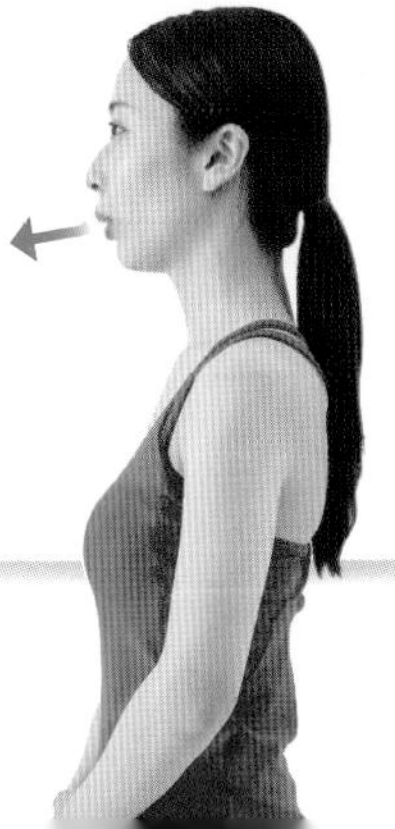

❶～❸を 4 回くり返して 1 セット

約**1**分

1日何セット行ってもOK

狭窄体質正し　座る　つむじ・尾骨離し呼吸

基本は立って行うつむじ・尾骨離し呼吸と同じ。背すじを伸ばして骨盤を立てて座り、坐骨（骨盤の左右最下部のとがった部分）が耳の穴の真下にくるように座るのがポイント。

1 イスに腰かける。骨盤を立て、坐骨が座面に当たるように座る。

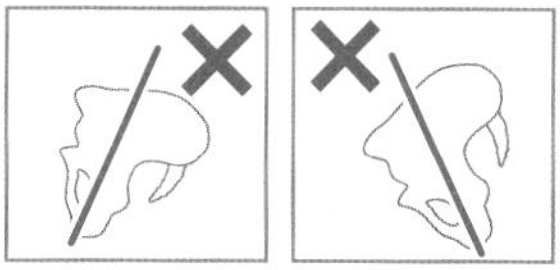

骨盤を前傾・後傾させず、痛みの出ない程度に立てる。

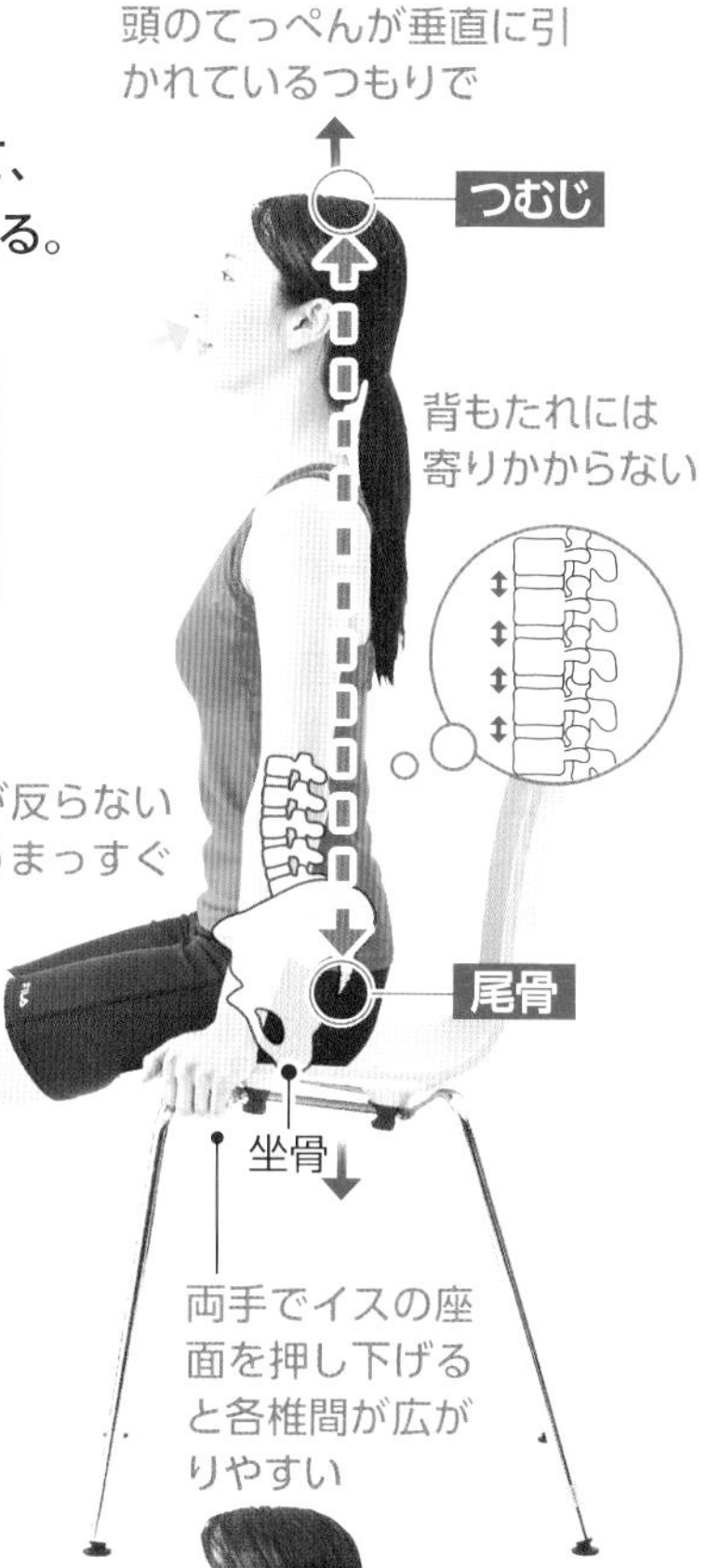

頭のてっぺんが垂直に引かれているつもりで
つむじ
背もたれには寄りかからない
腰が反らないようまっすぐに
尾骨
坐骨
両手でイスの座面を押し下げると各椎間が広がりやすい

2 鼻から息を4秒ほどかけて限界まで吸い込む。このとき、背骨の各椎間が広がり、頭のてっぺんのつむじとお尻の尾骨が離れるところをイメージする。

3 口から息を 8 秒ほどかけて細くゆっくりと吐き出す。

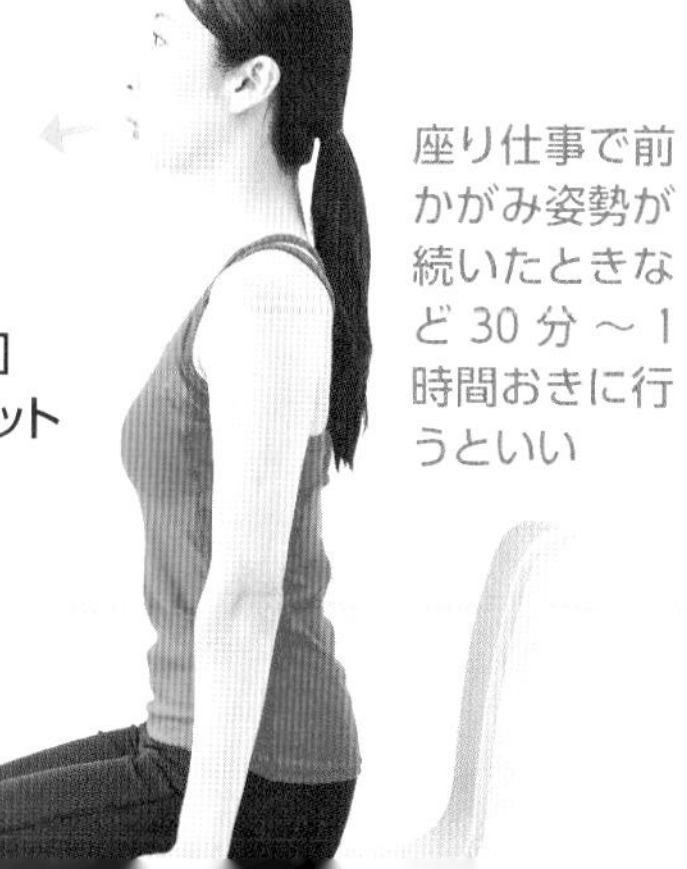

座り仕事で前かがみ姿勢が続いたときなど 30 分 ～ 1 時間おきに行うといい

1日何セット行ってもOK

❶～❸を 4 回くり返して 1 セット

約**1**分

狭窄体質正し　寝る　つむじ・尾骨離し呼吸

朝の起床時や夜の就寝時にあおむけで行えば、骨盤や背骨がグラつかず、らくに行えます。

1 あおむけに寝て、ひざを直角に立てる。

2 鼻から息を4秒ほどかけて限界まで吸い込む。このとき、背骨の各椎間が広がり、頭のてっぺんのつむじとお尻の尾骨が離れるところをイメージする。

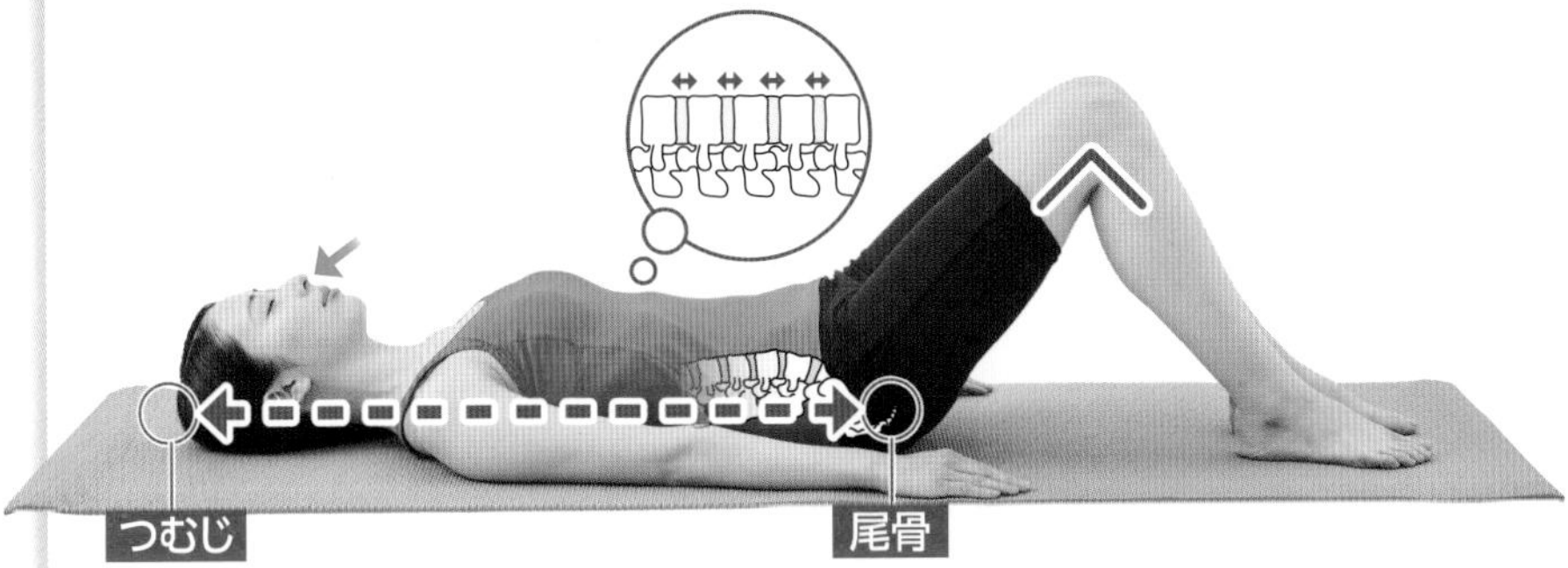

腰が反らないようまっすぐにしましょう。腰と床の間のすきまは手のひら1枚分くらいが最適です。

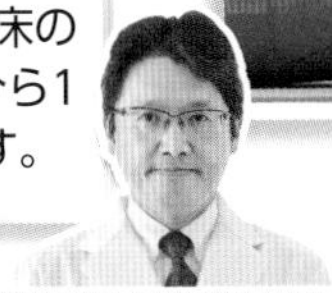

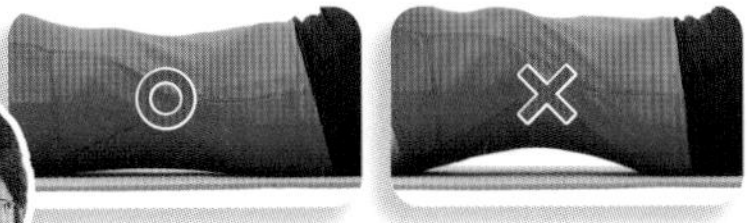

3 口から息を8秒ほどかけて細くゆっくりと吐き出す。

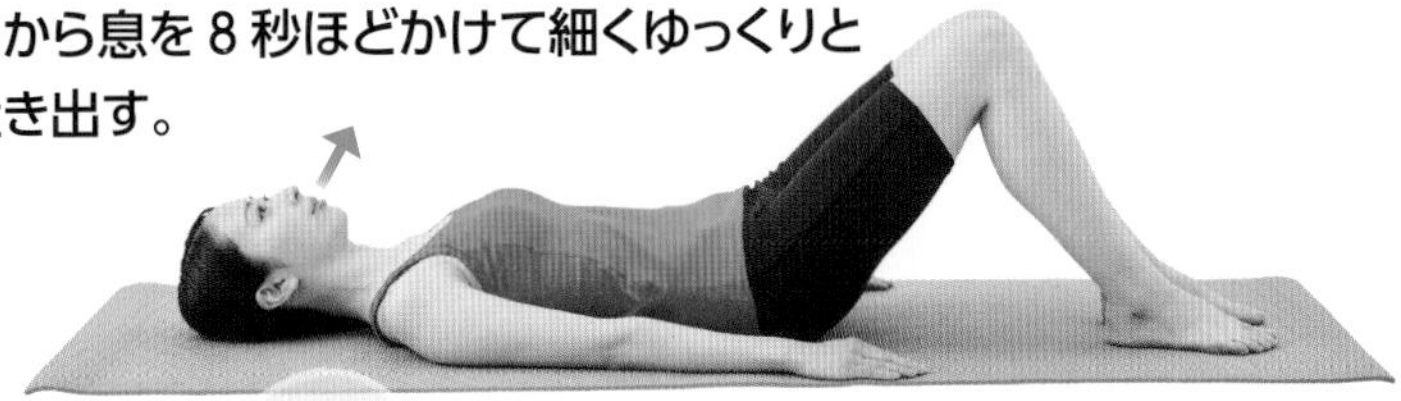

❶～❸を4回
くり返して1セット
約1分

1日何セット
行っても
OK

4大狭窄体質の第1は神経・血管の圧迫を強める ①反り腰体質で、正せば坐骨神経痛・しびれが軽快

脊柱管狭窄症《せきちゅうかんきょうさく》の患者さんには、胸を張って背すじが伸びた、いわゆる「いい姿勢」に見える人が多くいます。ただ、腰をよく見ると、**腰椎《ようつい》が反りすぎている**ことが多いものです。腰椎はもともと少し前弯《ぜんわん》（前にカーブ）していますが、前弯が強すぎる腰椎が反りすぎた姿勢を**「反り腰」**といい、脊柱管の狭窄を招く一因となります。上の写真の**「反り腰チェック」**で自分が反り腰かどうかを確認してみてください。

では、反り腰は、なぜ脊柱管狭窄症を招くのでしょうか。

背骨はおなか側の椎間板《ついかんばん》と、背中側左右の椎間関節《ついかんかんせつ》の3点で支持されていますが、反り腰になると、背中側の椎間関節に大き

反り腰チェック

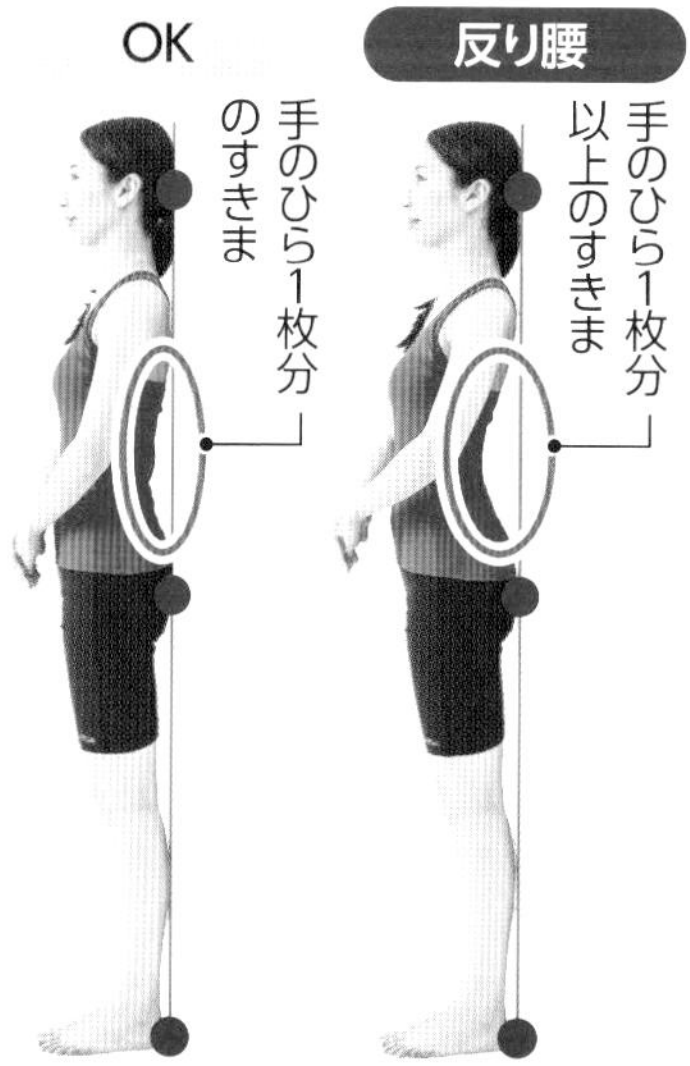

壁を背にして立ち、壁に頭・お尻・かかとをつける。そのとき手のひら1枚分の腰のすきまは正常。1枚分以上は反り腰の可能性がある。

腰部脊柱管狭窄症を招く反り腰

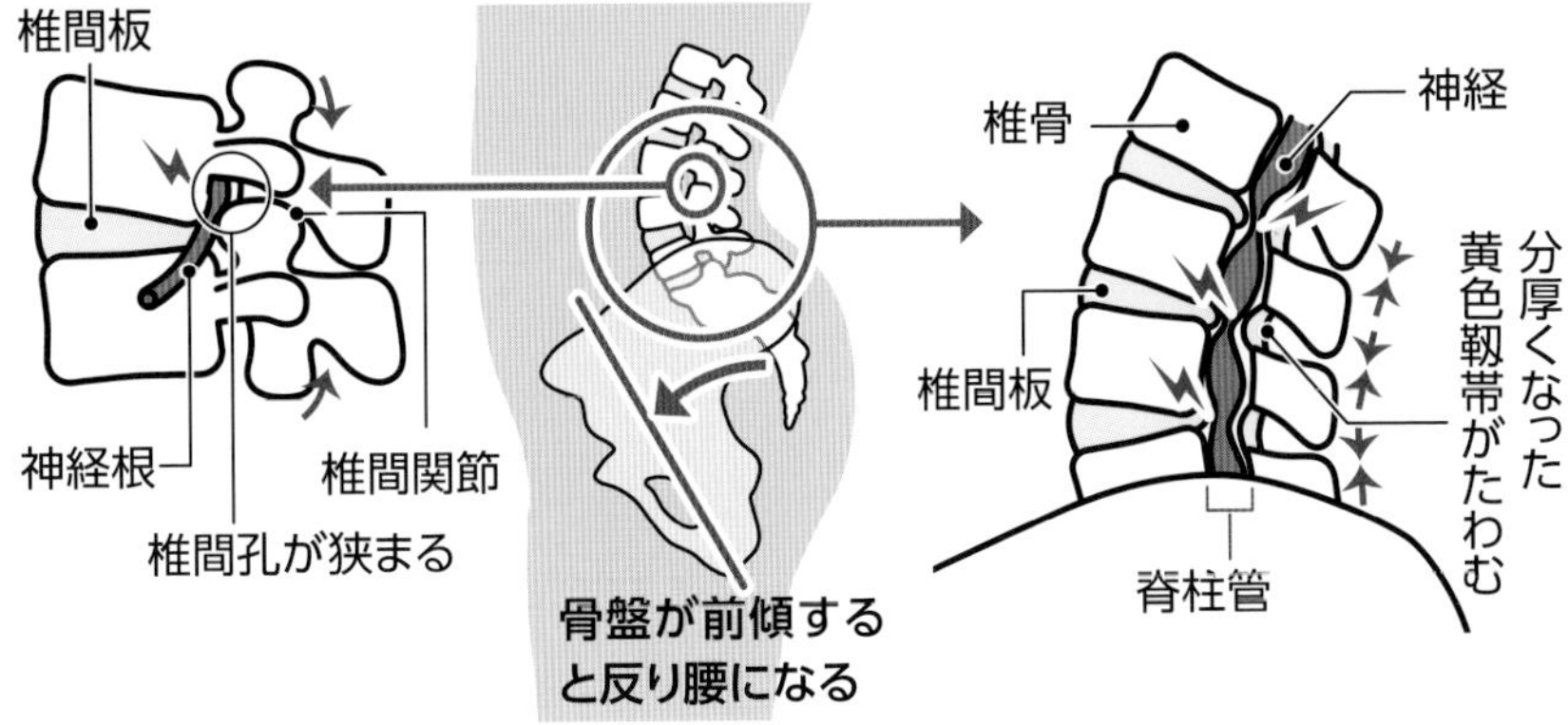
椎間板
神経根
椎間関節
椎間孔が狭まる
骨盤が前傾すると反り腰になる
椎骨
神経
椎間板
分厚くなった黄色靱帯がたわむ
脊柱管

な負担がかかります。すると、負担を支えようと脊柱管の背中側にある黄色靱帯《おうしょくじんたい》が分厚くなったり、椎骨が変形したりするため、脊柱管が狭まり、血管や神経が圧迫されます。また、神経が左右に枝分かれする出口部分の椎間孔《ついかんこう》が狭まり、神経根が圧迫されることによっても、坐骨《ざこつ》神経痛やしびれが現れます。

誰でも加齢に伴って椎間板の弾力が減少しますが、それを補って背骨を支えるために、黄色靱帯が分厚くなっていきます。そこへ反り腰体質が加われば、黄色靱帯がたわんで、さらに分厚くなることで脊柱管を圧迫するため、脊柱管が狭まり、坐骨《ざこつ》神経痛やしびれが生じやすくなるのです。

「反り腰体質」を正すカギは、骨盤です。「骨盤」と腰椎は仙《せん》骨《こつ》（骨盤中央の平らな骨）を介してつながっているため連動し、**骨盤が後傾すれば腰椎が丸まり、骨盤が前傾すれば腰椎は反ります。**つまり、**反り腰体質の人は、骨盤を後傾させれば腰椎の反りを弱めることができる**のです。**反り腰体質には、骨盤を後傾させる「1分ほぐし」**がおすすめです。

第2は腰椎がグラついて痛む
２ 体幹不安定体質で、安定させればすべりや側弯に伴う間欠性跛行も和らぐ

「筋肉」というと、何を思い浮かべるでしょうか。ボディビルダーやアスリートの二の腕の力こぶ、引き締まった腹筋などを連想する人も多いのではないでしょうか。

しかし、筋肉は力こぶのように動きが見えるものばかりではありません。体の深いところにあって、体の表面からは存在が確かめられない「**深部筋**」といわれる筋肉もあります。

腰椎《ようつい》は、ほかの骨とつながっていない1本柱で、それだけでは不安定な部位です。そんな腰椎を安定させる役割を果たしているのが体幹（胴体）の筋肉で、とりわけ重要なのが、体の深いところにある「**体幹深部筋**」です。体幹深部筋のうち**腹横筋**《ふくおうきん》は、体幹の最も深いところにあって背骨に付着し、そこからおなかを取り巻くような構造の筋肉です。腹横筋が収縮すると腹

体幹深部筋

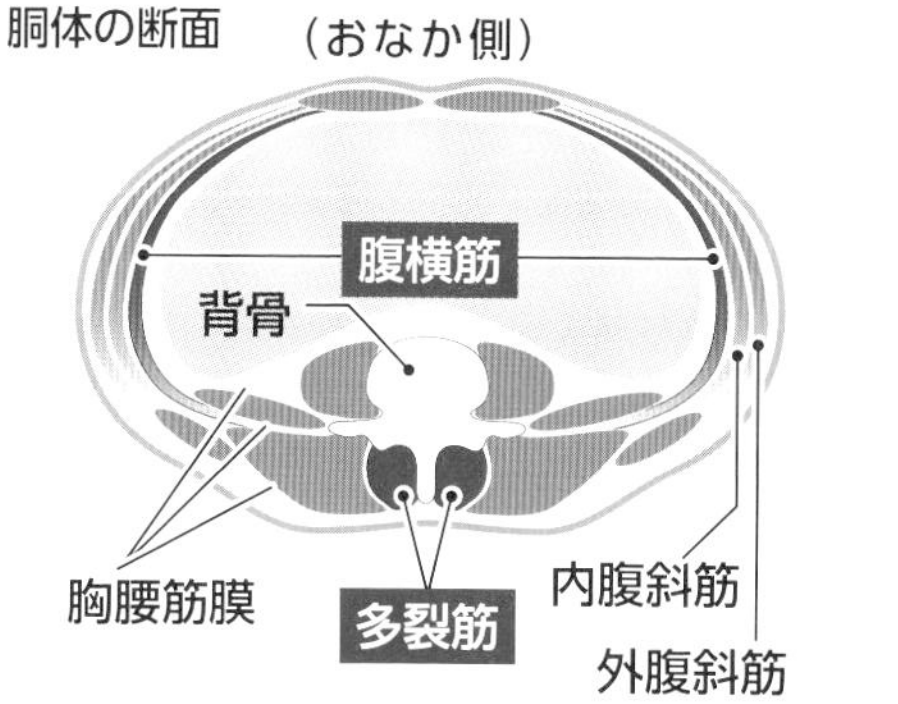
胴体の断面
（おなか側）
腹横筋
背骨
胸腰筋膜
多裂筋
内腹斜筋
外腹斜筋

腰椎すべり症・変性側弯症

腰椎すべり症

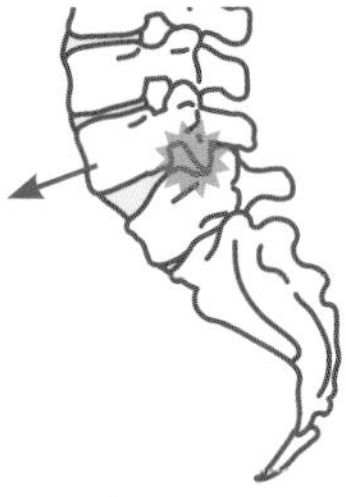

椎骨がすべるように
前後にずれる

変性側弯症

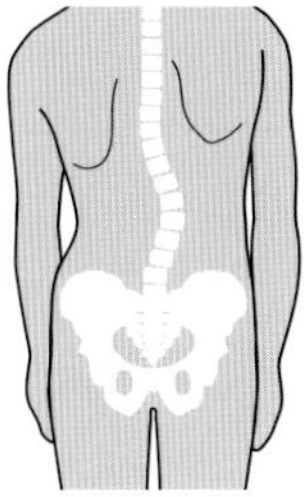

背骨がねじれるように
変形する

圧（腹腔《ふくくう》内部の圧力）が高まり、コルセットのように働いて、腰椎を安定させる働きがあります。**多裂筋《たれつきん》**は首から仙骨《せんこつ》（骨盤中央の平らな骨）までの背骨一つ一つに直接付着し、背骨がどんな動きをするときも寄り添うように働き、安定をもたらします。

運動不足や加齢で筋力が低下するのは腕や足だけではありません。腹横筋や多裂筋といった体幹深部筋も衰えます。**体幹深部筋の働きが悪くなって支えが弱まると、腰椎は安定を失ってグラつくようになり、腰椎すべり症や変性側弯《そくわん》症を招きます。**すべりや側弯によって脊柱管《せきちゅうかん》や椎間孔《ついかんこう》が狭まれば脊柱管狭窄《きょうさく》症となり、足腰の痛みやしびれ、間欠性跛行《はこう》も現れてきます。

このような「体幹不安定体質」を正すカギは、体幹深部筋をうまく働かせる体の使い方を身につけることです。体の表面から確かめられない筋肉を動かすのは難しそうだと感じるかもしれませんが、例えば、息を吐いておなかが少しへこめば、腹横筋は自然に収縮します。また、筋力が落ちても筋肉は消えてなくなるわけではありません。ちょっとしたコツをつかめば筋肉は目覚め、ちゃんと働きはじめます。**体幹不安定体質には、体幹深部筋を働かせる「1分ほぐし」がおすすめ**です。

第3は日常動作で腰ばかりが過剰に動いて腰椎が傷む③胸椎硬直体質で、背中の可動性アップで腰痛知らず

日常生活には、**腰を反らす場面**がたくさんあります。例えば**空を見上げるとき**や**高いところの物を取るとき**、**洗濯物を干すとき**のほか、**後ろを振り返るとき**にも、腰を反らす動きを伴うことがあります。脊柱管狭窄症《せきちゅうかんきょうさく》の人は腰を反らすと症状が強まるので、いやでも腰を反らす機会の多さに気づいていることでしょう。

しかし、同じような動作をしていても、脊柱管狭窄症になる人とならない人がいるのは、なぜでしょうか。ほかの要因を除外して動作にかぎっていえば、なる人は、背骨のうち**腰椎《ようつい》ばかりを過剰に動かすクセ**があることが多いといえます。

では、なぜ腰椎ばかりを動かしてしまうかというと、それには背骨の椎間（椎骨と椎骨の間）の可動域（動かせる範囲）が関係しています。

背骨は24個の椎骨が積み重なった構造で、それぞれが連動することで柔軟な動きが可能です。しかし、一つ一つの椎骨の形は異なり、椎間の可動域もみな同じではあり

胸椎が硬いと腰椎に負担がかかる

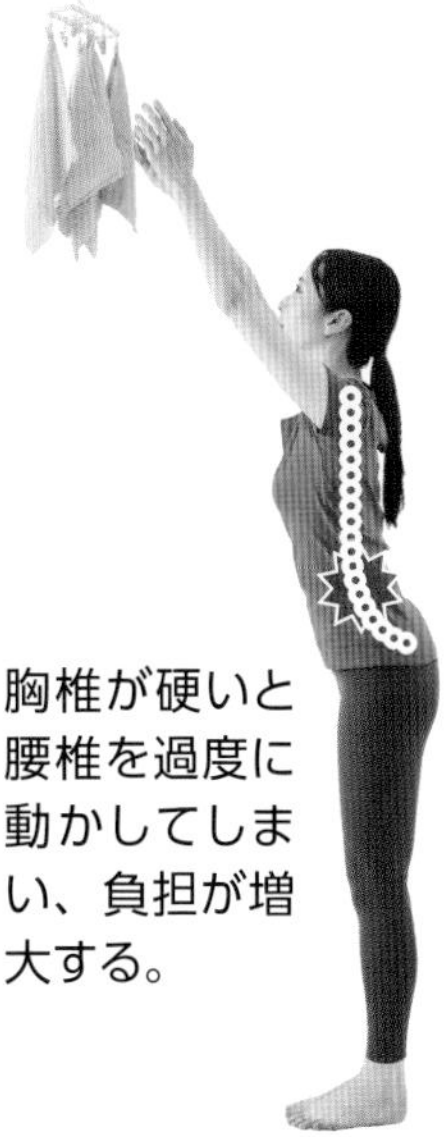

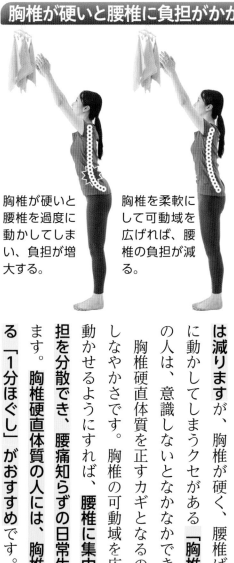

胸椎が硬いと腰椎を過度に動かしてしまい、負担が増大する。

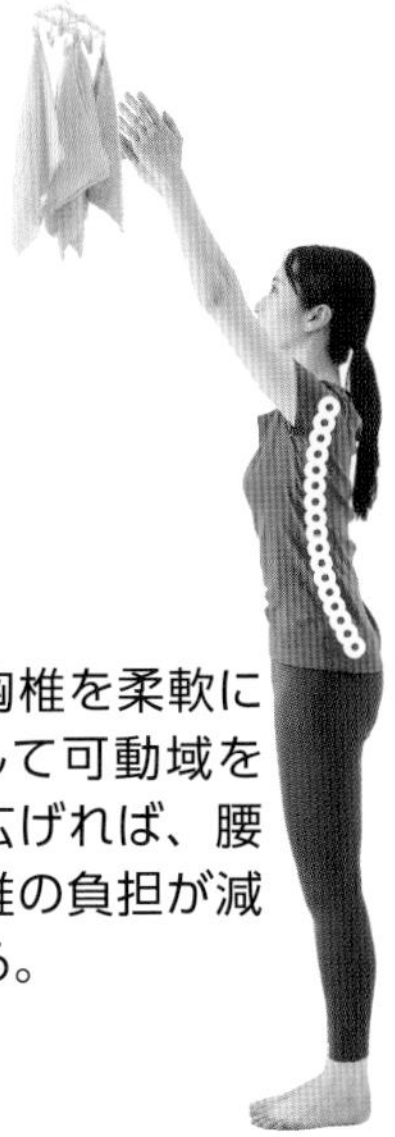

胸椎を柔軟にして可動域を広げれば、腰椎の負担が減る。

ません。

胸椎《きょうつい》（背骨の胸の部分）には肋骨《ろっこつ》が接続しているため可動域はあまり大きくありませんが、頸椎《けいつい》（背骨の首の部分）と腰椎の椎間は可動域が大きく、特に腰椎、中でも下のほうにある**第4・第5腰椎の椎間は前後に曲がりやすい**のが特徴です。そのため、**上を見上げる動作や高所に腕を伸ばす動作でよく反り、そのぶん過剰に動かしがちで、負荷がかかりやすく傷みやすい部位**なのです。

隣り合う胸椎をうまく動かせれば腰椎の負担は減りますが、胸椎が硬く、腰椎ばかりを過剰に動かしてしまうクセがある**「胸椎硬直体質」**の人は、意識しないとなかなかできません。

胸椎硬直体質を正すカギとなるのは、胸椎のしなやかさです。胸椎の可動域を広げ、柔軟に動かせるようにすれば、**腰椎に集中していた負担を分散でき、腰痛知らずの日常生活が実現**します。**胸椎硬直体質の人には、胸椎を柔軟にする「1分ほぐし」がおすすめ**です。

第4はやはり腰ばかりが過剰に動いて腰椎が傷む

4 股関節硬直体質で、動きをよくすれば腰痛が軽快

日常生活では、体を前に曲げる動作もよくあります。**下のほうにある物を拾うとき、荷物を持ち上げるとき、靴や靴下をはくとき、足の爪を切るとき**などのほか、**イスに腰かけるとき**も、体を前に曲げます。これらの動作をするとき、どの関節が働いているかをあまり意識することはないかもしれませんが、**股《こ》関節**がよく動きます。

股関節は、大腿骨《だいたいこつ》（太ももの骨）上端の骨頭《こっとう》という球状の部分が、骨盤にはまり込むような構造の関節です。そのため、どの方向にもなめらかに動く自由度の高い関節ですが、特に**前屈（前に曲げる）での可動域（動かせる範囲）が広い**のが特徴で、体を前に曲げるときによく使います。

ところが、股関節が硬く、可動域が狭い人が体を前に曲げるときはどうなるでしょうか。股関節があまり曲がらないのを補うため

股関節のつくり

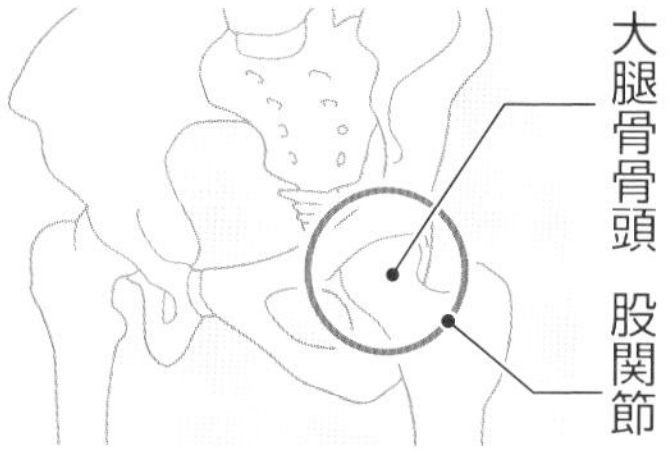

大腿骨骨頭という球状の部分が、骨盤にはまり込む構造

股関節が硬い人の体の動かし方

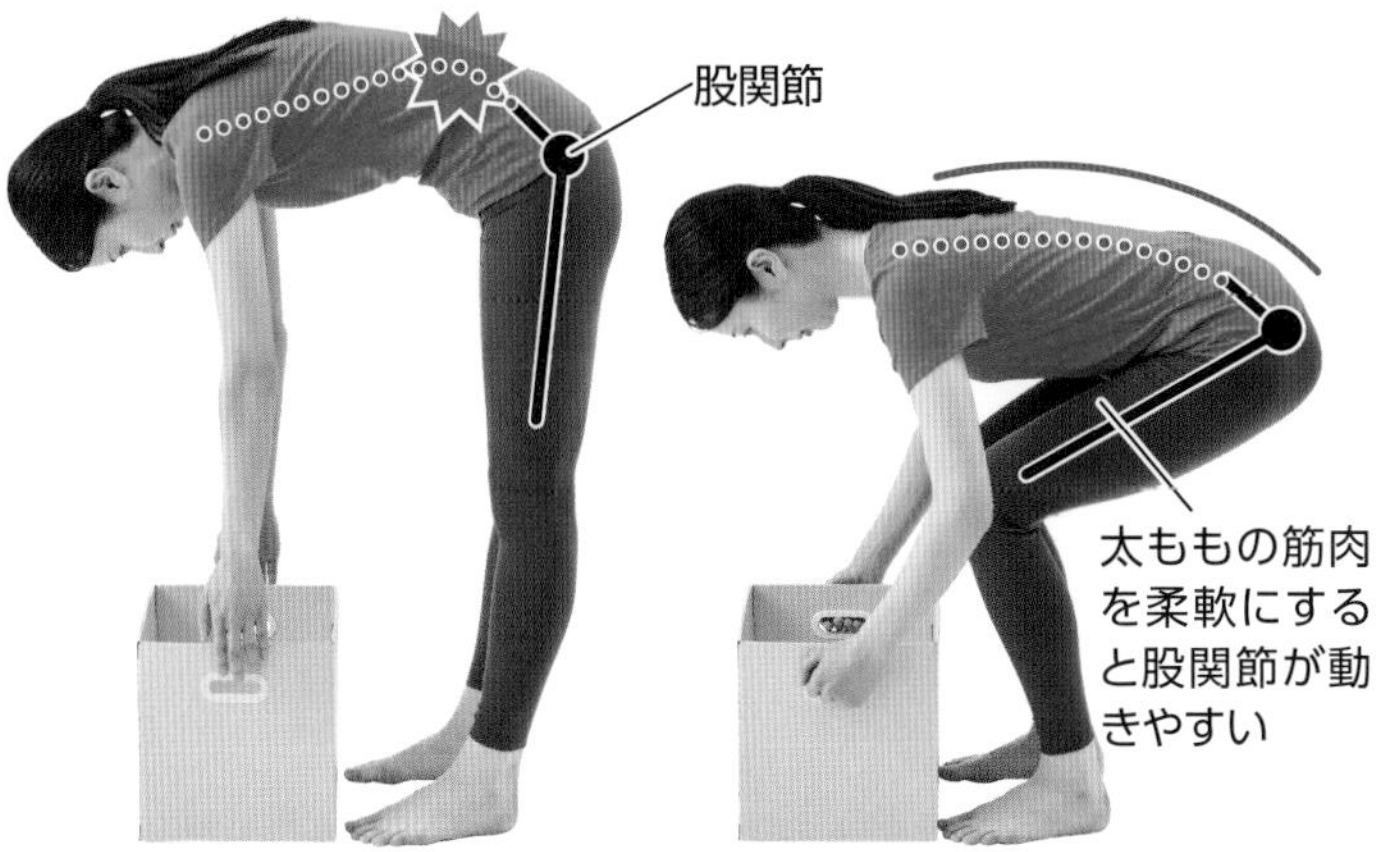
股関節
太ももの筋肉を柔軟にすると股関節が動きやすい

股関節が硬いと腰椎を過度に動かしてしまい、負担が増大する。

太ももの筋肉を柔軟にして股関節の可動域を広げれば、腰椎の負担が減る。

に、前に曲げやすい腰椎《ようつい》、中でも下のほうにある第4・第5腰椎の椎間を大きく曲げてしまうのです。すると、**体を前に曲げるたびに腰椎を「く」の字に曲げることになり、腰椎のおなか側の椎間板に過剰な負担がかかります。これを長年くり返すうちに椎間板が傷んで椎間が狭まって変形したり、椎間板が背中側へはみ出たりして、脊柱管《せきちゅうかん》や椎間孔《ついかんこう》を狭める原因になります。**

股関節が硬く、腰椎ばかりを過度に動かしてしまう**「股関節硬直体質」**を正すカギは、**太ももの筋肉を柔軟にして股関節の可動域を広げること**です。股関節をよく動くようにしたうえで、日常生活で股関節をうまく使う体の動かし方を身につければ、腰椎への負担を減らし、つらい腰痛を軽減することができます。

股関節硬直体質の人には、股関節の可動域を広げる「1分ほぐし」がおすすめです。

4大狭窄体質を正して根本から改善に導く唯一の方法こそ、最小負荷で姿勢・動作を正して維持する「狭窄体質改善エクサ」

4大狭窄《きょうさく》体質になる原因は、脊柱管《せきちゅうかん》狭窄症を発症する前の生活から見れば「ちょっとしたクセ」「気にも留めないような習慣」です。胸を張ったいい姿勢を心がけるうちに反り腰になっていたり、体を動かす習慣がないまま過ごしていたら股《こ》関節が硬くなっていたりなど、一つ一つは少しずつでも、長い間の生活習慣が関係しています。

このように**時間をかけて変化してきた体を根本的に変え、痛みの出ない姿勢・動作ができる体に改善していく唯一の方法こそ、自分の体を使って行う運動療法**です。長年の習慣で形成された姿勢・動作を正しても、体はすぐもとに戻ろうとするかもしれません。しかし、気づいたら、また体を動かして正せばいいのです。正しい姿勢・動作を長く維持していくコツは、「自分の体を動かしながら微調整しつづけること」です。

本書で紹介する**1分ほぐし**は**体質別の微調整のための「狭窄体質改善エクサ」**です。どれも**小さな負荷で行える**ので、**長く続ければ大きな改善効果を得られる**でしょう。

第7章——つらいときでもできる応急対策

足腰の痛み・しびれがとにかくつらいときは、狭窄した脊柱管と椎間孔を広げ神経・血管の圧迫を除く最楽ほぐし「横向きゴロ寝エクサ」

痛み・しびれが強くて立つのも歩くのもつらいときは、痛む側を上にして休む「横向き寝」が最もらく

腰部脊柱管狭窄症《せきちゅうかんきょうさく》の足腰の痛み・しびれは、立っていると強まる特徴があります。上半身の重みを支える腰椎《ようつい》（背骨の腰の部分）に縦方向の力が加わり、反ることで、脊柱管と椎間孔《ついかんこう》が狭まって、神経や血管が締めつけられるためです。

立っていられず歩くのもつらいというときは、無理をせず、**横になって腰を丸めて休みましょう。狭まった脊柱管と椎間孔がゆるみ、症状を和らげることができます。**

寝姿勢は、**横向き寝**がらくという患者さんが多くいます。腹部の重みがかからないよう**痛む側を上にして休む**のがらくでしょう。横向き寝は、**就寝時にもおすすめ**です。

横向き寝がらくなのは、あおむけでは腰椎に腹部の重みがかかったり、うつぶせでは腰椎が反りやすくなったりするためと思われますが、自分がらくに感じるなら、どんな寝姿勢でもかまいません。ただ、どの姿勢でも、**痛み・しびれがつらいときは、腰椎を丸めて脊柱管を広げる**よう心がけ、神経や血管の締めつけをゆるめましょう。

休む

痛みが強い側を上にする 横向き寝休憩

足腰の痛み・しびれがつらいときは、痛みが強い側を上にして横向きに寝る。ひざを曲げ、腰を丸めて休むとらくになる。

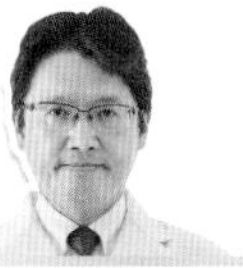

腰を丸めて脊柱管と椎間孔を広げ、神経や血管への圧迫をゆるめる休み方で、神経を守ることができます。

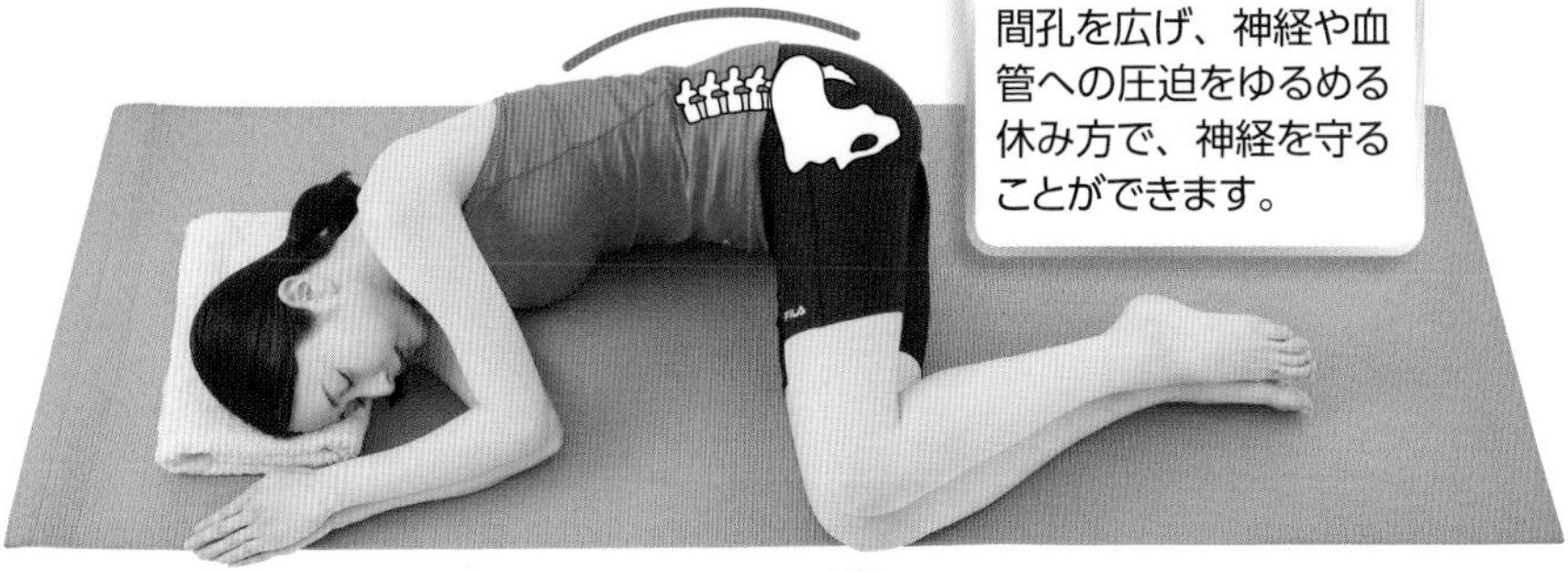

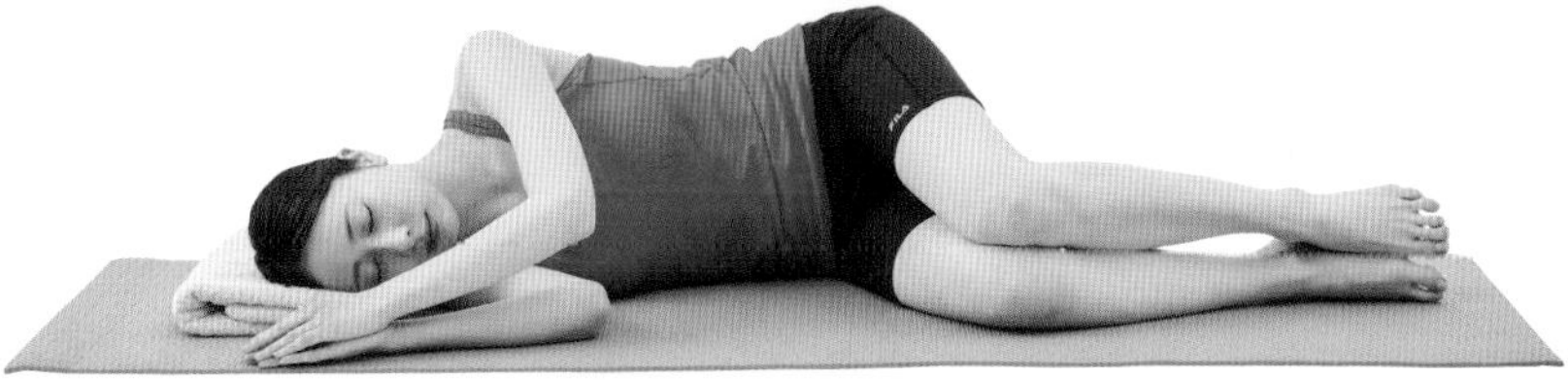

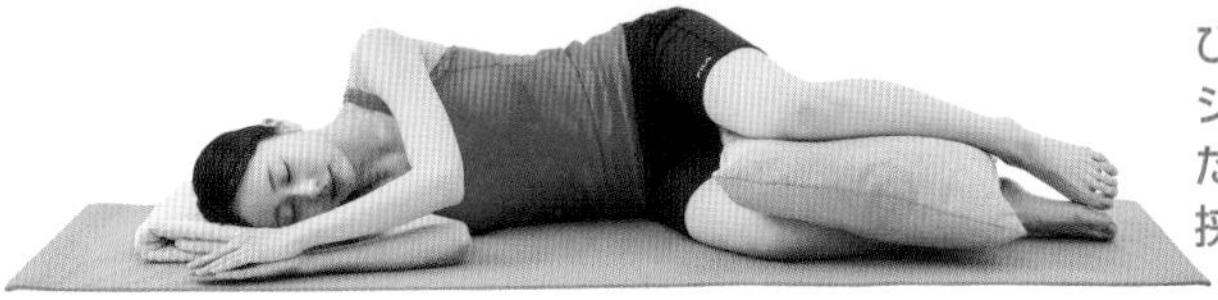

ひざの間にクッションやたたんだバスタオルを挟んでもいい

あおむけがいいときは、ひざ下にクッションを入れると腰が丸まってらく

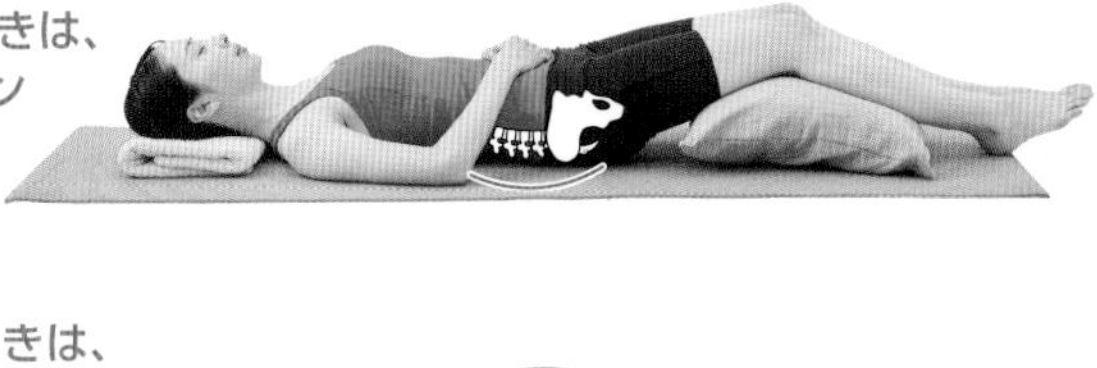

うつぶせがいいときは、腰が反らないよう、おなかの下にクッションを入れるとらく

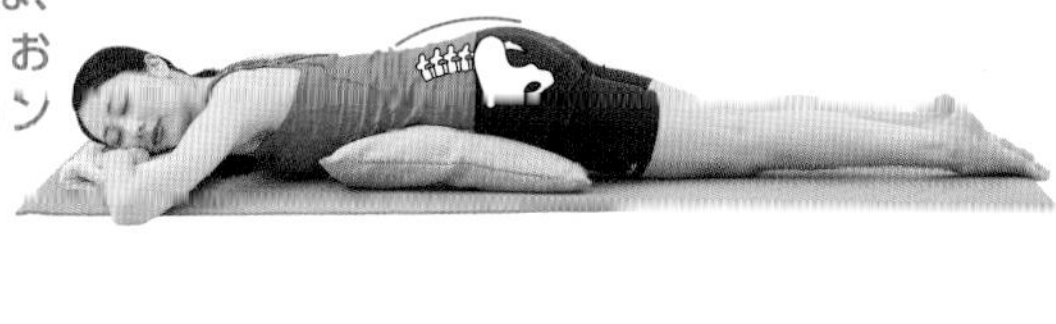

1 反り腰正し 横向き寝で休むときは骨盤を意識的に後傾させて反り腰を丸め両足を抱える「ダンゴムシ休憩」が一番

足腰の痛み・しびれがとにかくつらくて横向き寝で休むとき、脊柱管《せきちゅうかん》と椎間孔《ついかんこう》をさらに広げるには、両腕でひざを抱える**「ダンゴムシ休憩」**がおすすめです。神経や血管の圧迫が除かれ、痛み・しびれなどつらい症状を和らげることができます。

「腰を丸めたほうがいい」「骨盤を後傾させる（後ろに倒す）といい」といわれても、**反り腰体質の人は、腰椎《ようつい》をうまく丸められない**ものです。長い間の反り腰のクセで、腰椎を丸めたり、骨盤を動かしたりする**コツがつかみにくい**のです。

横向き寝で両足を抱えるダンゴムシ休憩なら、腰椎が自然に丸まり、連動して骨盤が後傾します。脊柱管が広がり、神経への締めつけがゆるむ気持ちよさを味わいながら、**椎骨一つ一つを順に動かすイメージで、ゆっくりと丸めていきましょう。**このように背骨を個々に分けて動かすことを**「分節的な動き」**といいます。一つ一つの節を分節的に動かすダンゴムシをまねて、反り腰を正しながら休みましょう。

①反り腰正し

ダンゴムシ休憩

足腰の痛み・しびれがつらいときは、両腕でひざを抱え、胸にゆっくりと引きつけて、腰を丸めて休む。

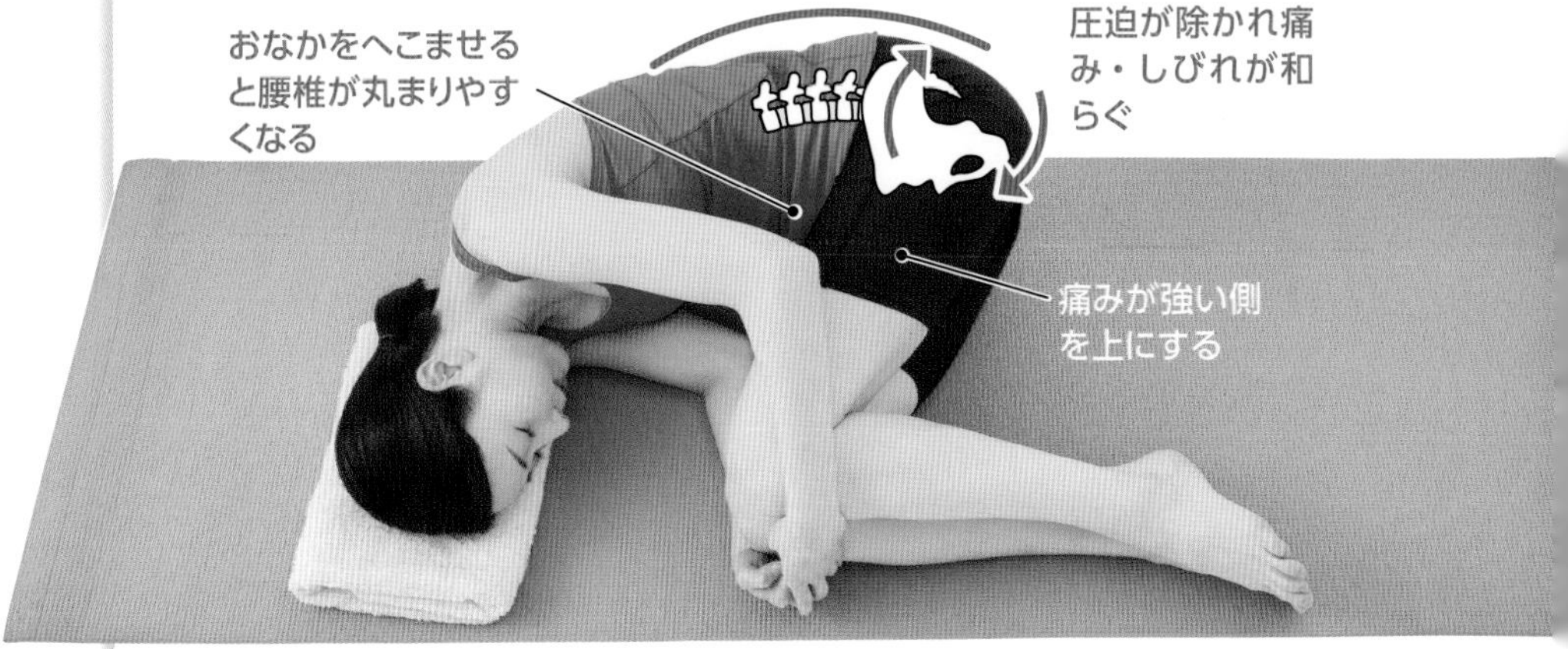
脊柱管と椎間孔がさらに広がり、神経や血管への圧迫が除かれ痛み・しびれが和らぐ
おなかをへこませると腰椎が丸まりやすくなる
痛みが強い側を上にする

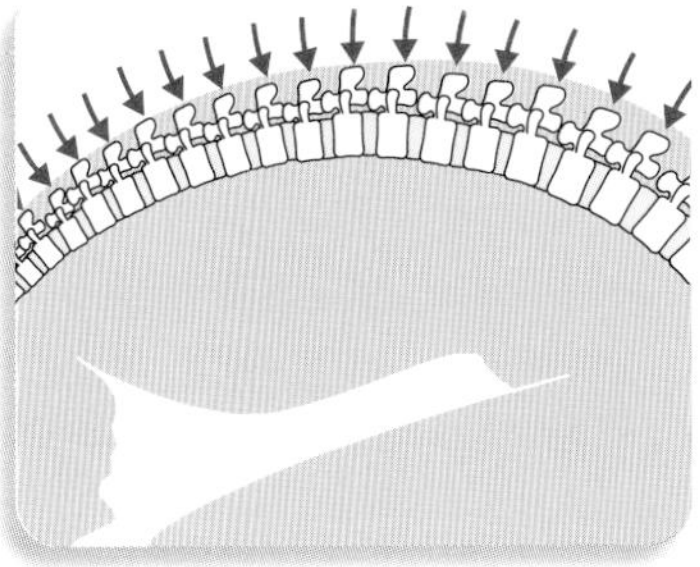

一つ一つの節を動かして丸まるダンゴムシのように、椎骨を分節的に動かして腰を丸め、脊柱管をゆるめるのがポイント

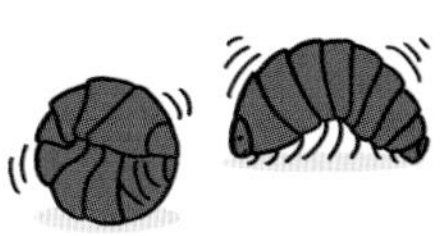

ひざが痛い人や、腰をうまく丸められない人は、両腕でひざ裏を抱えてもいい

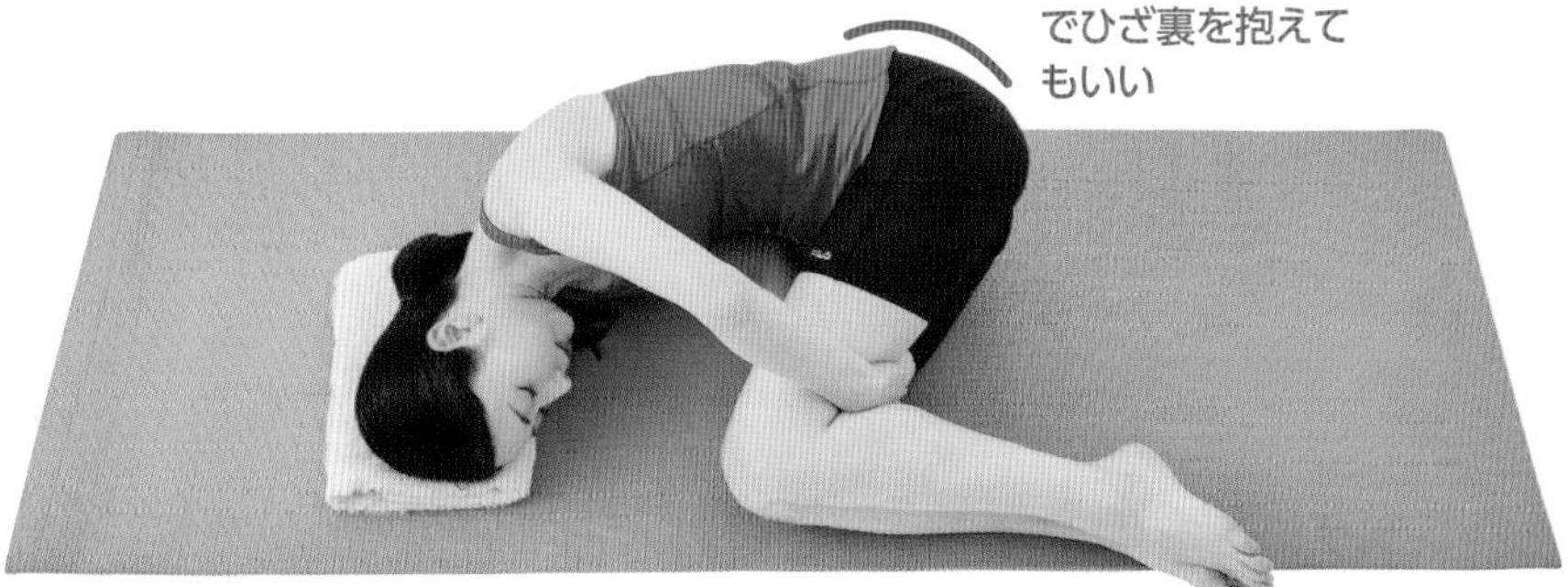

① 反り腰正し

反り腰の人は骨盤を後傾しにくいが、横向き寝で太もも前面を伸ばす「お尻キックストレッチ」でらくに実現

反り腰体質の人は骨盤を後傾する（後ろに倒す）のが苦手なものですが、その大きな原因は、太ももの前面の大腿四《だいたいし》頭筋《とうきん》という大きな筋肉が硬いために股《こ》関節の動きが硬くなっているせいと考えられます。試しに**うつぶせになってひざを曲げ、かかとでお尻《しり》を蹴《け》ってみましょう。かかとが一瞬でもお尻につけばＯＫ**ですが、つかない人は太もも前面の筋肉が硬直して股関節の可動域が狭くなり、骨盤が後傾しにくくなっていると考えられます。

横向き寝のままできる反り腰正しの1分ほぐし「お尻キックストレッチ」で、太もも前面の筋肉を伸ばし、柔軟にしましょう。毎日続けるうちに筋肉が少しずつ軟らかくなり、反り腰の改善、痛み・しびれの軽減につながります。

太もも前面の硬さチェック

ひざを傷めたり太ももの筋肉がつったりすることがあるので、決して無理に曲げないこと。

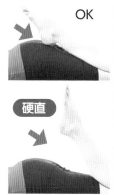

うつぶせに寝る。
（腰が反らないようおなかの下にクッションなどを入れるといい）

かかとでお尻を蹴るようにひざを曲げる。かかとが一瞬でもお尻につけばOK。

かかとがお尻に届かない人は、太もも前面の筋肉が硬直している。

❶反り腰正し　お尻キックストレッチ

1 横向きに寝て、ひざを直角に曲げる。

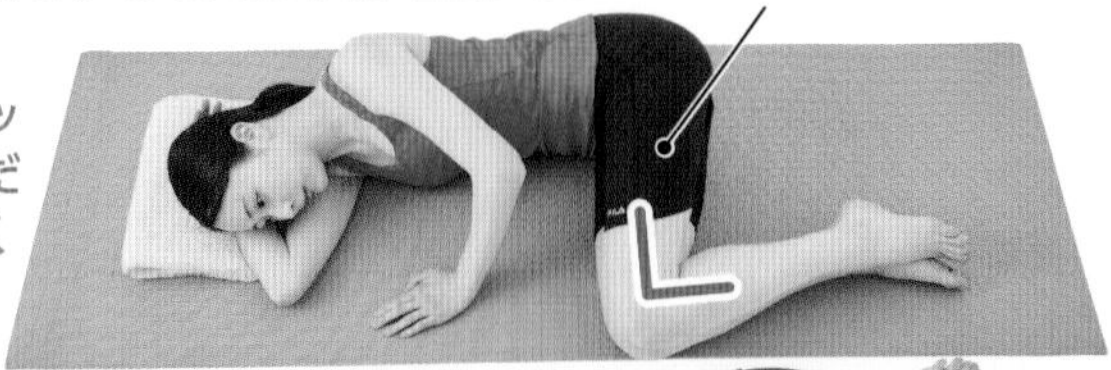
痛みが強い側
を上にする
頭の下に枕やクッ
ション、たたんだ
タオルなどを置く

2 上側の手で同じ側の足の甲をつかみ、鼻から息を吸う。

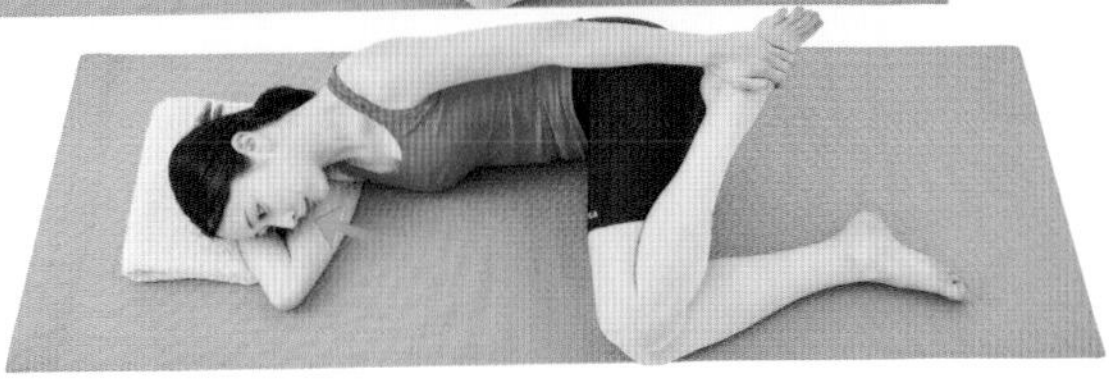

3 口からゆっくりと息を吐きながら、つかんだ足のひざを後ろに引き、かかとをお尻に近づける。腰が反らないよう注意して太もも前面を伸ばす。自然呼吸で 20 秒キープ。

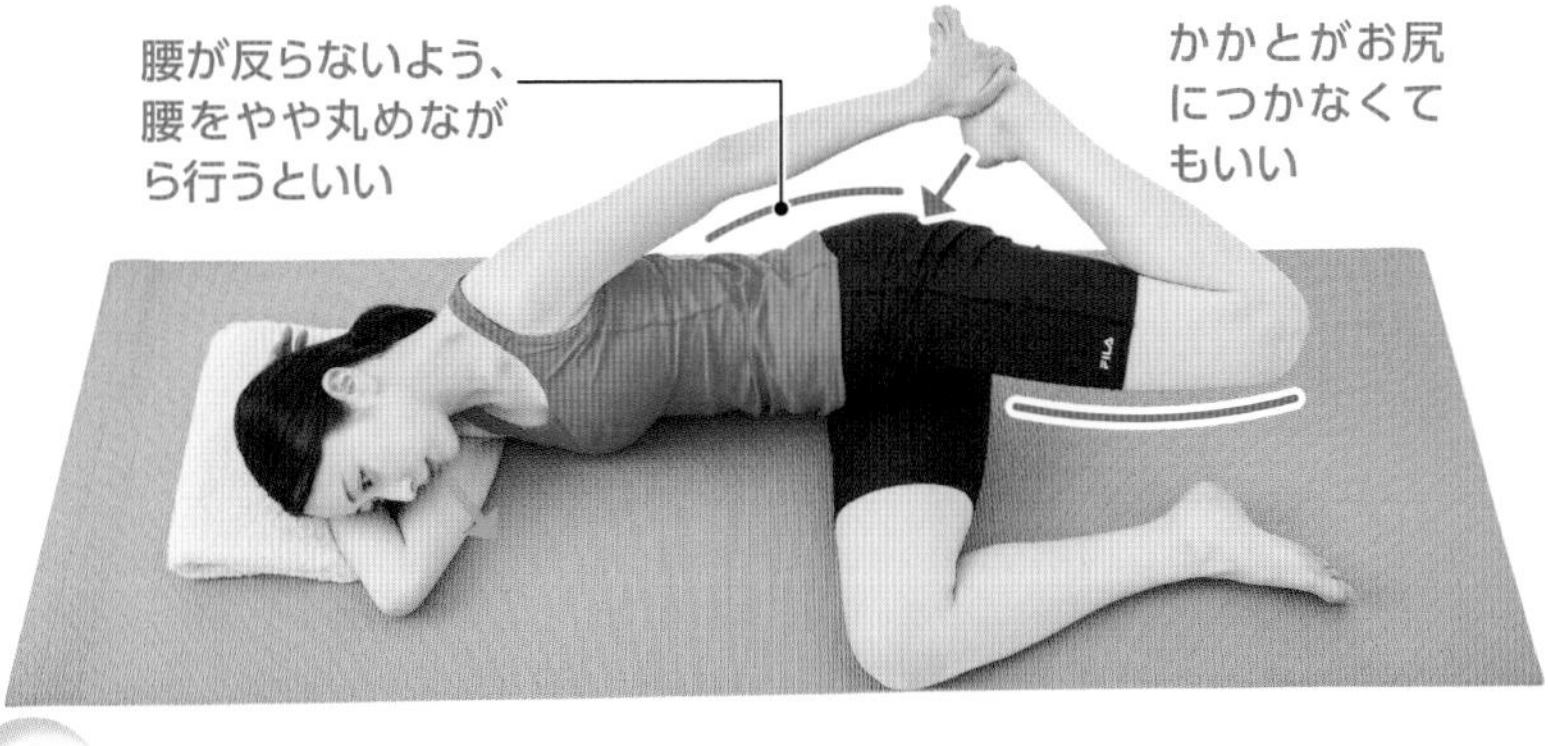
腰が反らないよう、
腰をやや丸めなが
ら行うといい
かかとがお尻
につかなくて
もいい

4 ゆっくりと❷の姿勢に戻る。

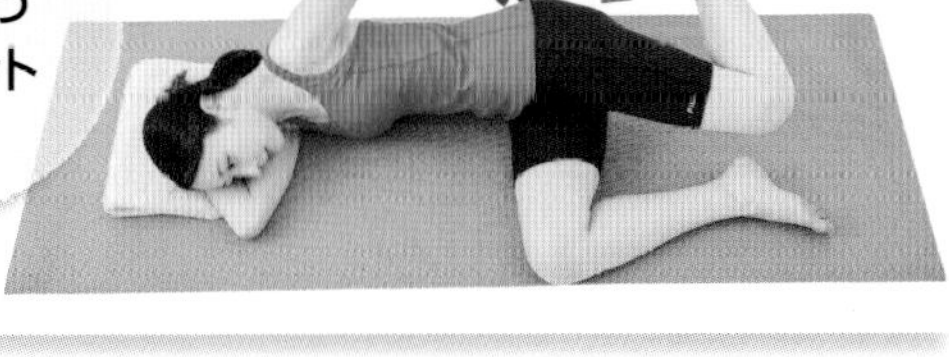
足の甲に手が届かない人は、
足首にタオルをかけて引く
といい

❶～❹を
左右1回ずつ
行って1セット
約1分

1日
2～3セット
が目安

❷ 体幹強化 痛み・しびれがつらくてもこれならできる！

体幹安定性が高まり腰椎の負担も痛みも減る「横向き寝おなかへこませ呼吸」

体幹（胴体）が弱く姿勢が安定しない体幹不安定体質の人は、体幹の深いところにある筋肉「深部筋」をうまく働かせる体の使い方を習得し、腰椎《ようつい》を安定させると、足腰の痛み・しびれの軽減に役立ちます。

体幹深部筋の中でも腰椎の安定に欠かせないのが、**腹横筋《ふくおうきん》**の働きです。

体幹の最も深いところにある腹横筋は、よくコルセットにたとえられます。胸腰筋《きょうようきん》膜《まく》という丈夫な膜組織を介して背骨（胸椎《きょうつい》の下部と腰椎）に付着し、そこからぐるっとおなかを取り巻いているからです。腹横筋の上端は肋骨《ろっこつ》の下端、下端は骨盤につながり、おなかの上部は横隔膜《おうかくまく》*1、下部は骨盤と骨盤底筋群*2という筋肉に囲まれ、腹腔《ふくくう》という胃や腸などの内臓が収まる空間を支えています。

腹横筋が収縮すると、収縮しない場合に比べて椎間板がつぶれにくくなり、腰椎が安定するという報告があります。また、風船を両手でギュッとつかんだときのように

＊1 胸郭（肋骨・胸骨・胸椎に囲まれた部分）の下部をふさぐように位置するドーム状の筋肉。
＊2 骨盤の底の穴をふさぐように位置する筋肉（肛門挙筋・尾骨筋・尿道括約筋・会陰横筋など）の総称。

腹横筋が働いて収縮すると腰椎が安定する

腹横筋を収縮させると収縮しない場合よりも椎間板がつぶれにくくなる。* 腰椎が圧力を受け止める力が強まり安定すると考えられる。

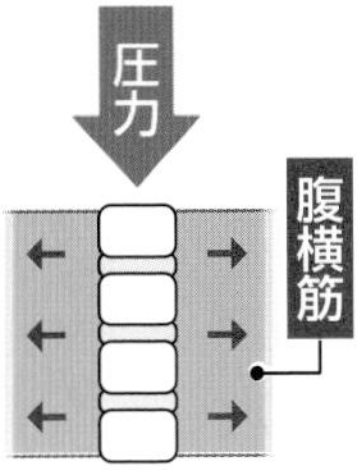
圧力
腹横筋

腹横筋が収縮すると腹圧が高まり、腰椎が安定する。

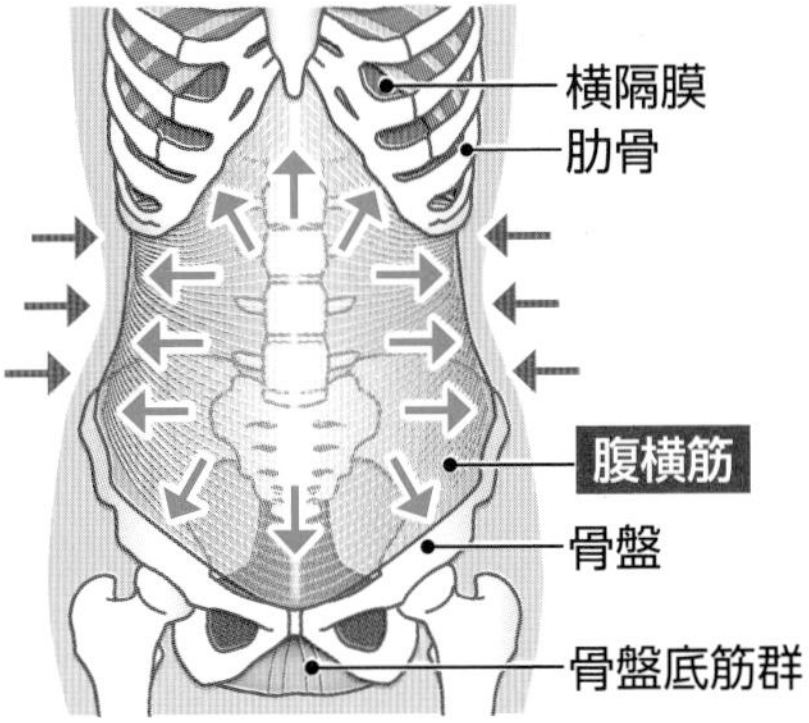
横隔膜
肋骨
腹横筋
骨盤
骨盤底筋群

腹腔内部の圧力（腹圧）が高まり、腰椎のグラつきを抑えて安定をもたらします。**腹横筋の収縮が、ほかの骨の支えがない1本柱の腰椎を支える力になる**のです。

腹横筋は息を吐いておなかがへこむときに働く筋肉なので、呼吸しているかぎり、誰でも腹横筋は働いています。ただ、**体幹不安定体質の人は呼吸が浅く、腹横筋の働きが弱い**人が多いのです。**1分ほぐし「横向き寝おなかへこませ呼吸」**で、深い呼吸を意識的に行い、腹横筋をしっかり働かせましょう。痛み・しびれがつらいときも、横向き寝でなら、らくに行うことができます。

腹横筋をうまく働かせれば、装具のコルセットを締めるのと同じような効果がもたらされ、腰椎にかかる負担を減らすことができます。しかも、腹横筋は**「天然のコルセット」**なので脱着不要で、24時間、どんな場面でも体幹を安定させてくれます。

深い呼吸で新鮮な酸素が取り込まれ、腹部の筋肉を動かすことで血流がよくなるため、足腰の痛み・しびれを和らげる、さらに大きな効果も期待できます。

＊Barker P.J. et al. Effects of Tensioning the Lumbar Fascaiae on Segmental Stiffness During Flexion and Extension. Spine, 2006

❷体幹強化 横向き寝おなかへこませ呼吸

1 横向きに寝て、ひざを直角に曲げる。

頭の下に枕やクッション、たたんだタオルなどを置く

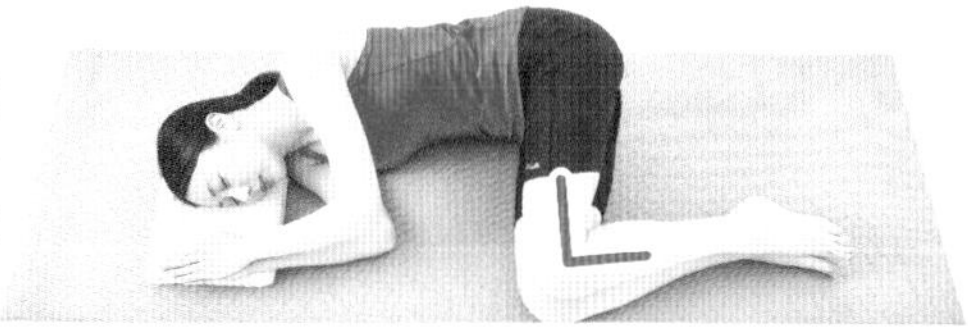

2 3～4秒ほどかけて鼻から息を限界まで吸い込む。

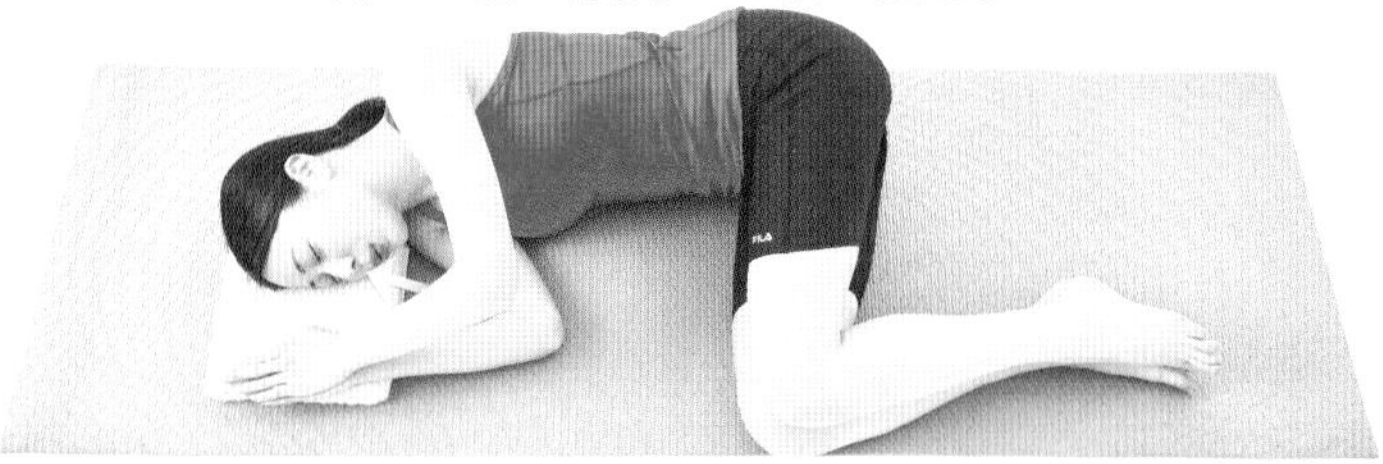

3 6～8秒ほどかけて口から息を吐きながら、ヘソを体の中へ引き込むようにおなかをへこませる。

腰は反らさず丸めず、まっすぐに保つ

このとき、腹横筋が働いています。

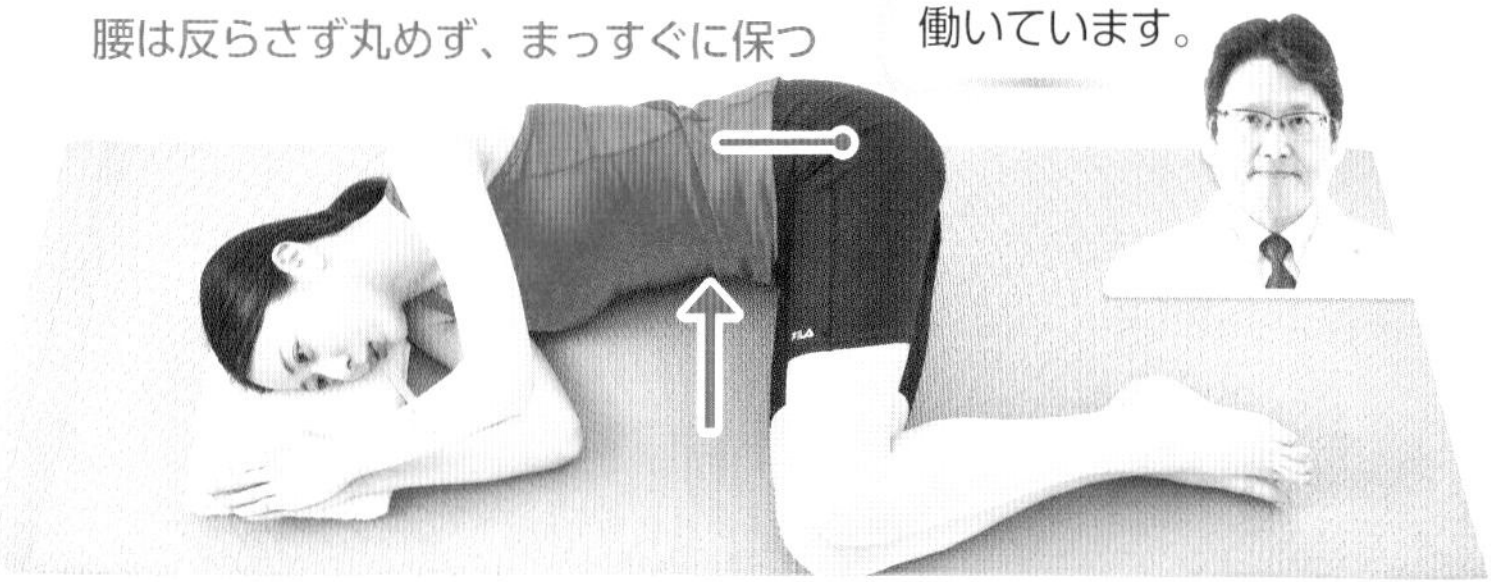

4 腰骨を手でつかみ、そのまま指先を軽くおなかに押し当てたときに、腹筋が張っているのを確認し、おなかをへこませたまま自然呼吸で10秒間キープする。

❶～❹を
3回行って1セット
約**1**分

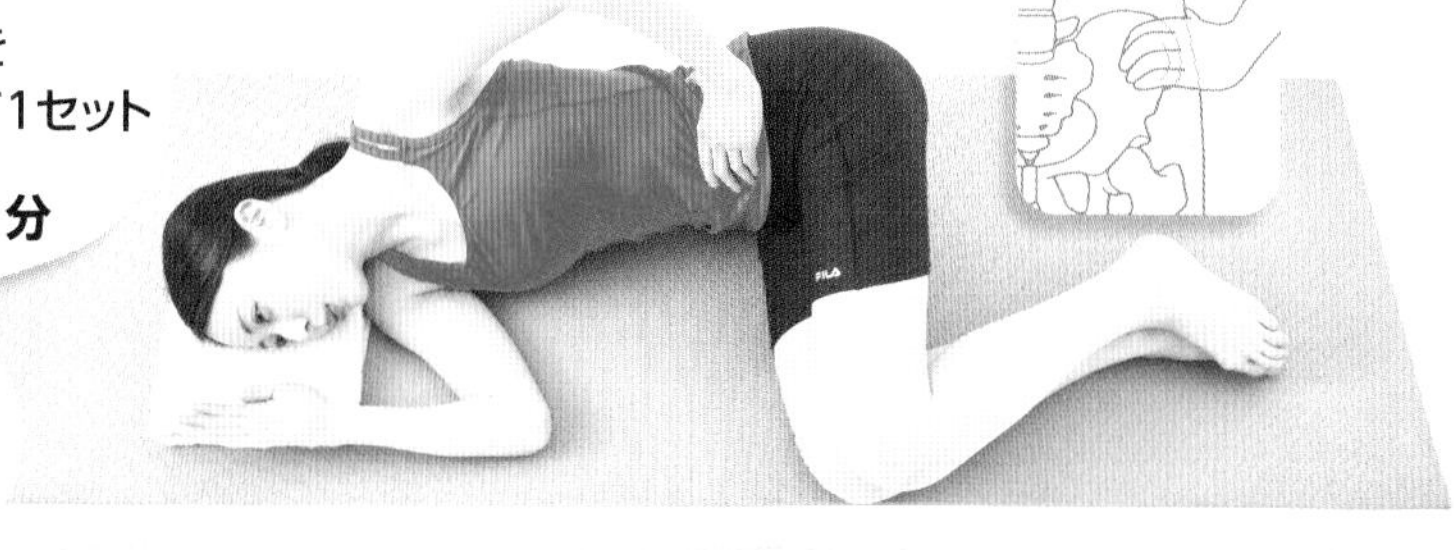

1日何セット
行っても
OK

② 体幹強化 体幹強化が布団の上でらくにでき腰椎が安定して痛みなく歩く土台を作る「あおむけバンザイ」＋「ゆっくり肩ブリッジ」＋「手とひざバランス」

脊柱管狭窄症《せきちゅうかんきょうさく》では、安静にしているとそうでもないのに、立ち歩いて活動しはじめると下肢《かし》に痛みやしびれが出てきて歩きづらくなるため、毎朝、目覚めると憂うつになる人も多いでしょう。かといって寝てばかりいるわけにもいきません。**活動量が落ちると筋力が衰え、かえって症状の悪化にもつながりかねない**からです。そこで、横向き寝ではありませんが、**起床時に1分ほぐし「あおむけバンザイ」「ゆっくり肩ブリッジ」「手とひざバランス」**を行い、体幹（胴体）の筋肉を目覚めさせましょう。

腰椎《ようつい》を安定させ一日中痛みなく歩くための土台作りとして、特に**体幹不安定体質の人におすすめ**です。布団の上で行えば転倒の恐れもなく、運動に慣れていない人でも安全に行うことができます。いずれも多くのスポーツ選手が体づくりに取り入れるほど、**体幹強化の効果が抜群のエクササイズ**で、間欠性跛《は》行《こう》（こま切れにしか歩けなくなる症状）の改善に役立ち、足腰が安定して長く続けて歩けるようになるでしょう。

❷体幹強化

あおむけバンザイ

1 あおむけに寝て、両足をこぶし１つ分開き、ひざを直角に立てる。両手は体の横に置く。
鼻から息を限界まで吸い込む。

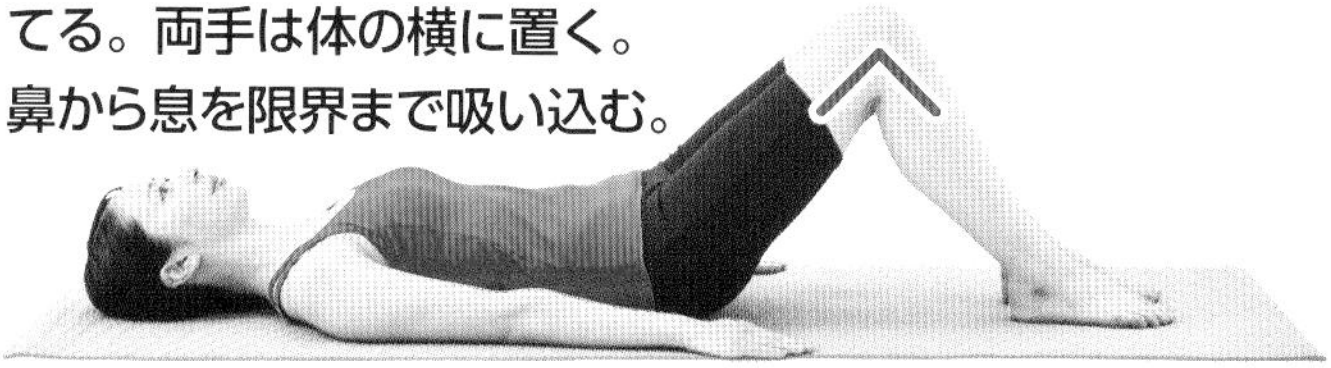

2 口から息を吐きながら、バンザイするように両腕を上げる。

肋骨を骨盤のほうへ近づけるところをイメージしながらおなかに力を入れると、腰椎の反りを予防できる

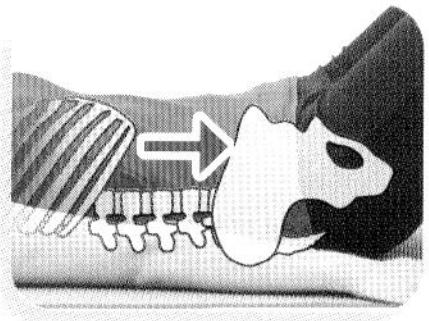

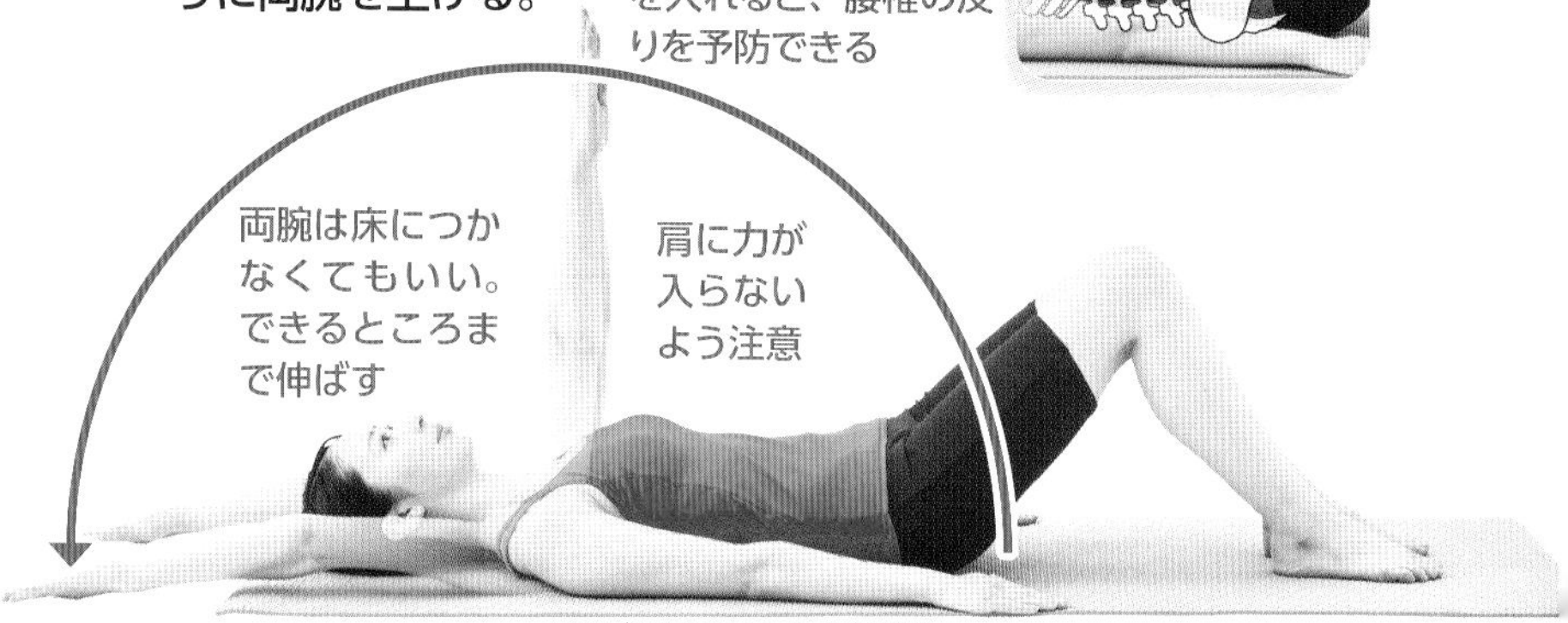
両腕は床につかなくてもいい。できるところまで伸ばす
肩に力が入らないよう注意
腰が反らないよう注意

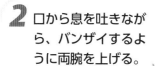

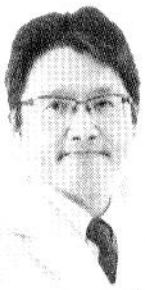

両腕を上げても腰が反らないようにすることが、体幹強化につながります。

3 できるところまで腕を上げたら、鼻から息を吸う。

4 口から吐きながら、ゆっくりと❶の姿勢に戻る。

❷～❹を
4～5回行って
1セット
約**1**分

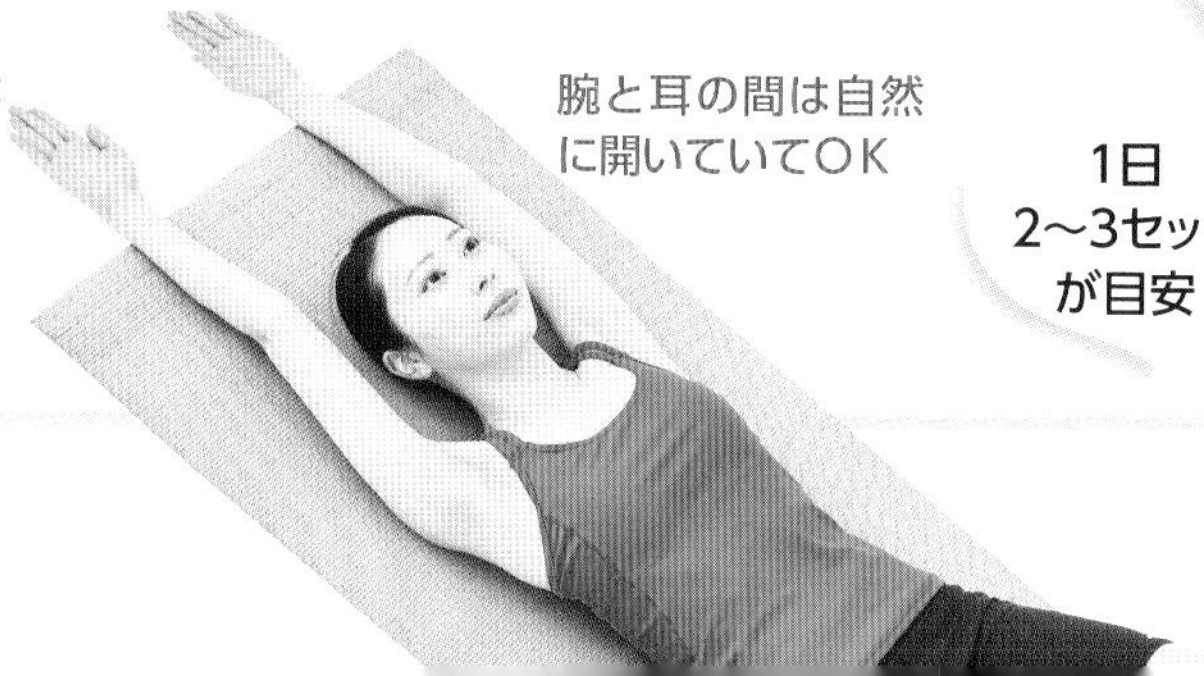
手のひらは上向きに
腕と耳の間は自然に開いていてOK

1日
2～3セット
が目安

②体幹強化

ゆっくり肩ブリッジ

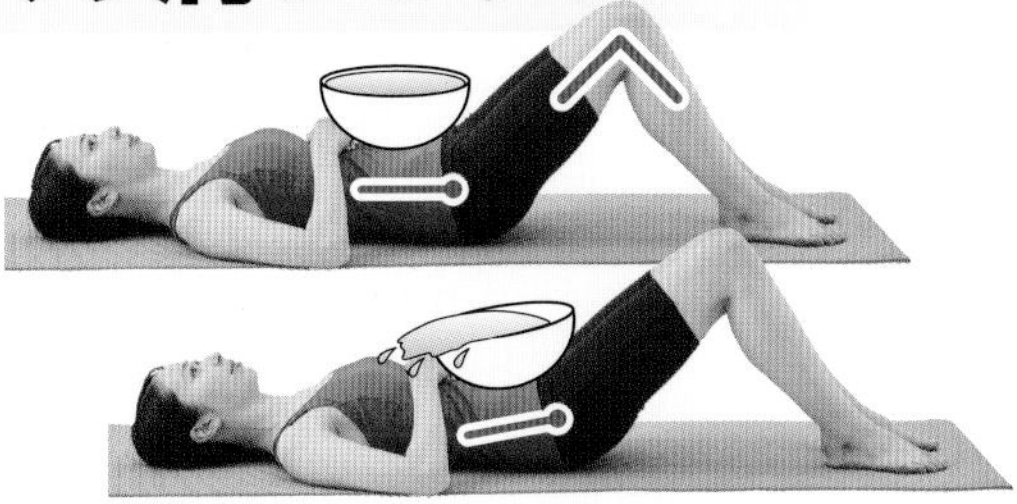

1 準備運動（骨盤後傾）

❶あおむけに寝て、両足を握りこぶし1つ分開き、ひざを直角に立てる。

❷下腹部に水がいっぱいに入ったボウルを乗せているところをイメージする。

❸ボウルを傾け、水を胸のほうにこぼすところをイメージしながら、腰を床に押しつけるようにして骨盤を後傾させる。

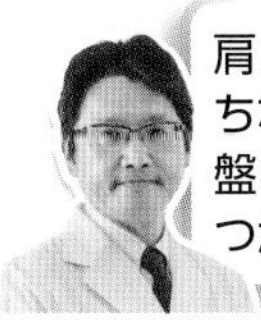

肩ブリッジは腰が反りがちなので、準備運動で骨盤を後傾するイメージをつかんでおきましょう。

2 骨盤を後傾したまま、両手を体の横に置く。

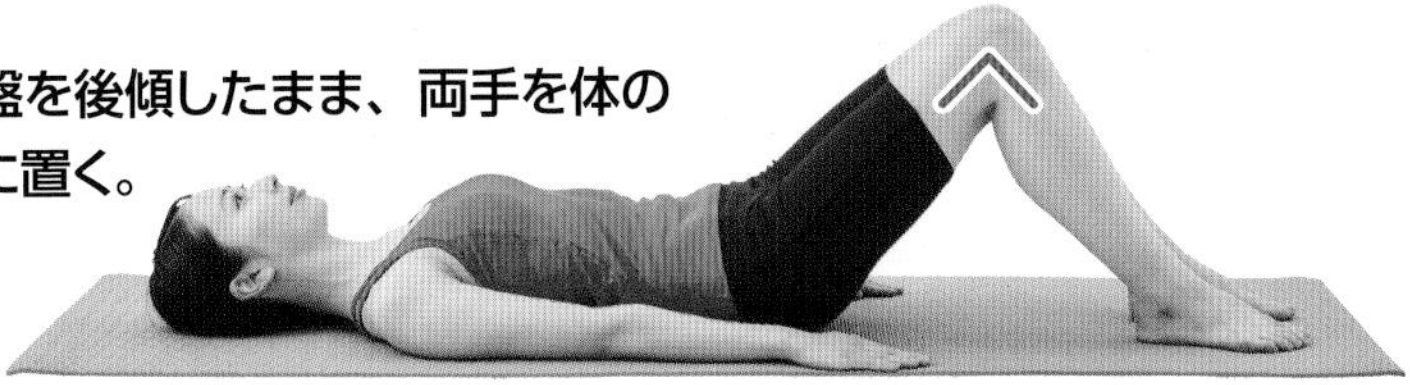

3 軽くおなかに力を入れ、「1・2・3・4」とゆっくり数えながら、肩からひざまでが一直線になるように腰を上げる。

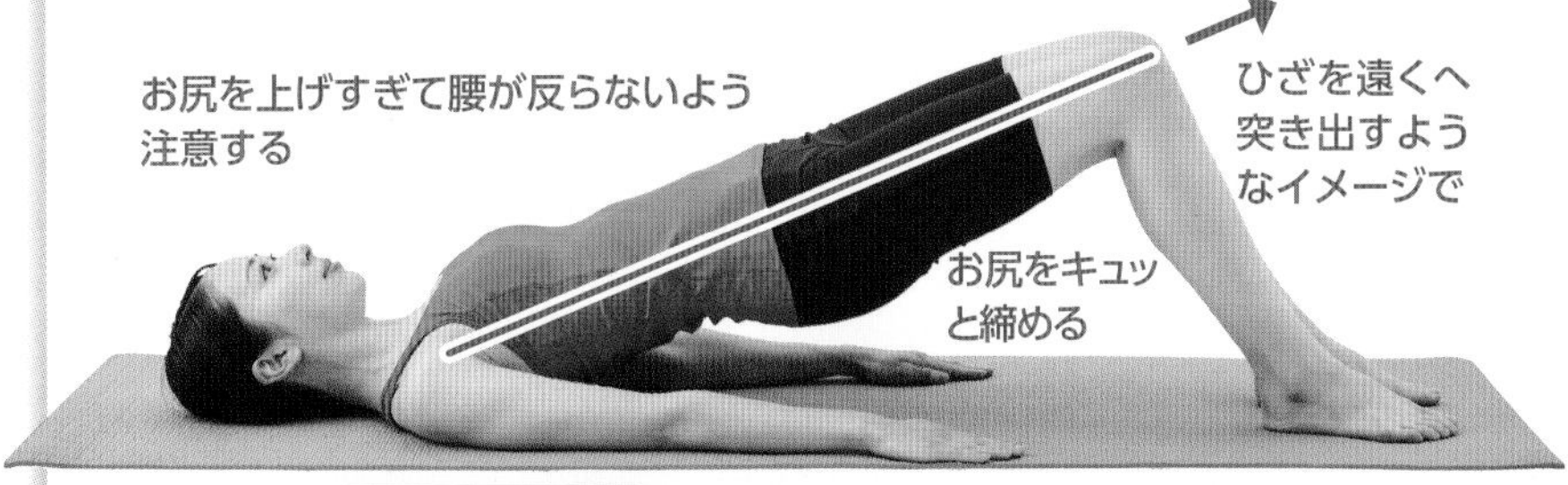
お尻を上げすぎて腰が反らないよう注意する
ひざを遠くへ突き出すようなイメージで
お尻をキュッと締める

太もも裏がつりやすい人は
- かかとをお尻に近づけ、ひざを深く曲げる
- お尻を高く上げないようにする

4 一度息を吸ってから「1・2・3・4」とゆっくり数えながら、首→背中→腰の順に背骨を1つずつ動かすつもりで腰を下ろし、❶に戻る。

1日
2〜3セット
が目安

❷〜❹を
5〜6回行って
1セット
約1分

❷体幹強化

手とひざバランス

1 腕・太もも・胴体・床で四角形を作るようにして四つばいになる。視線は床へ向け、ヘソを引き込むようにしておなかに力を入れる。

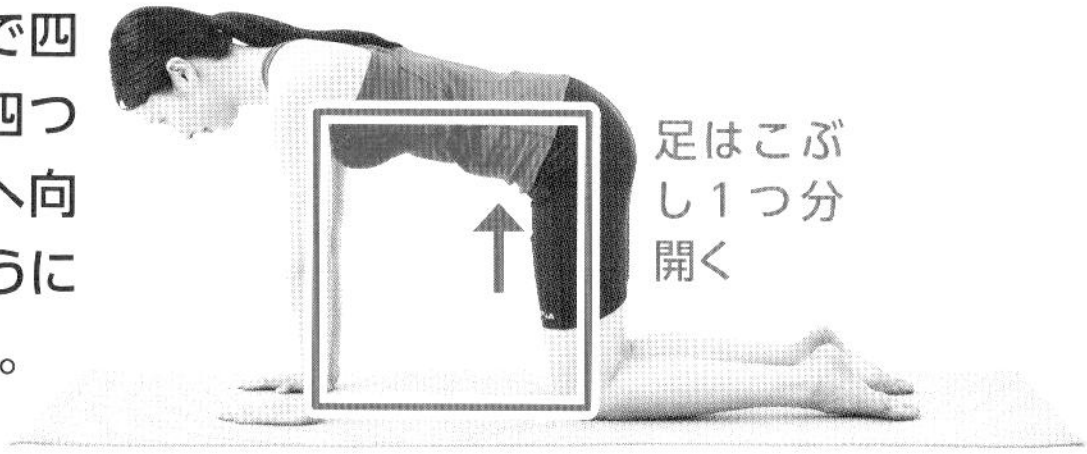
足はこぶし1つ分開く

2 おなかに力を入れたまま、口から息を吐きながら、右腕・胴体・左足が一直線になるように上げる。
姿勢を保ちながら、3～4秒かけて鼻から息を吸う。

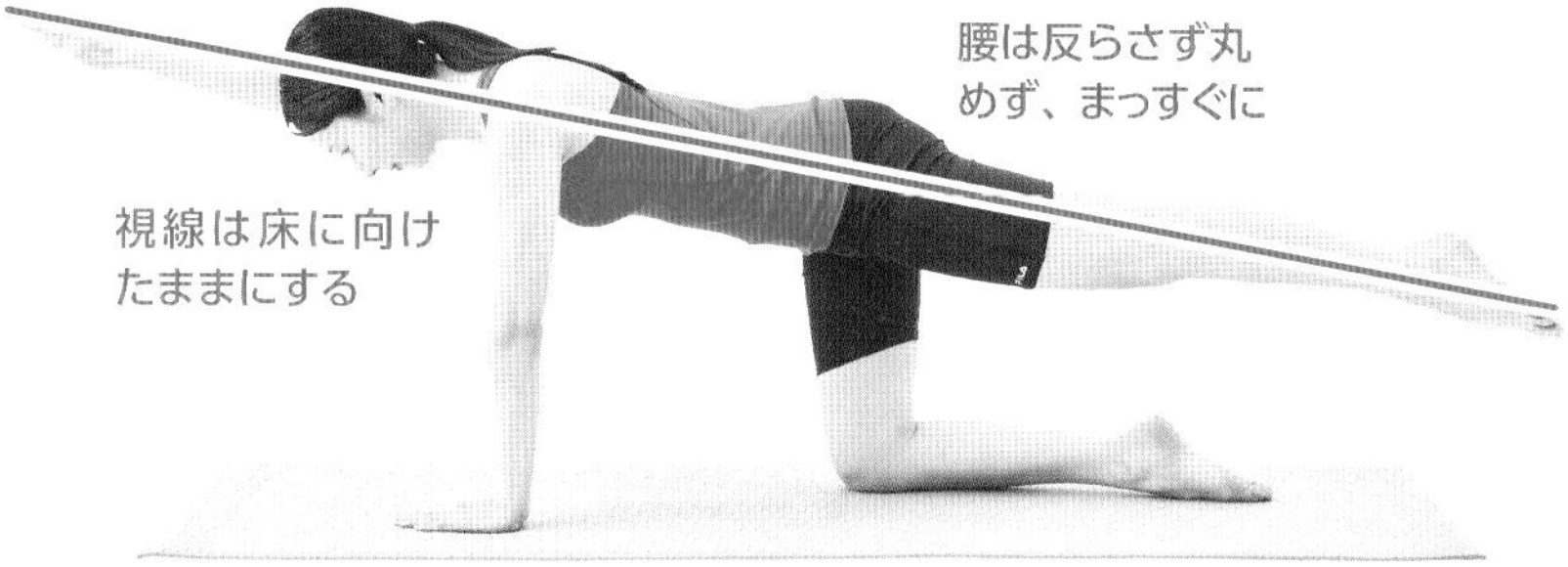
腰は反らさず丸めず、まっすぐに
視線は床に向けたままにする

3 口から息を吐きながら手足を下ろし、❶の姿勢に戻って鼻から息を吸う。

手足をうまく上げられない人は、手だけ・足だけを上げてもいい

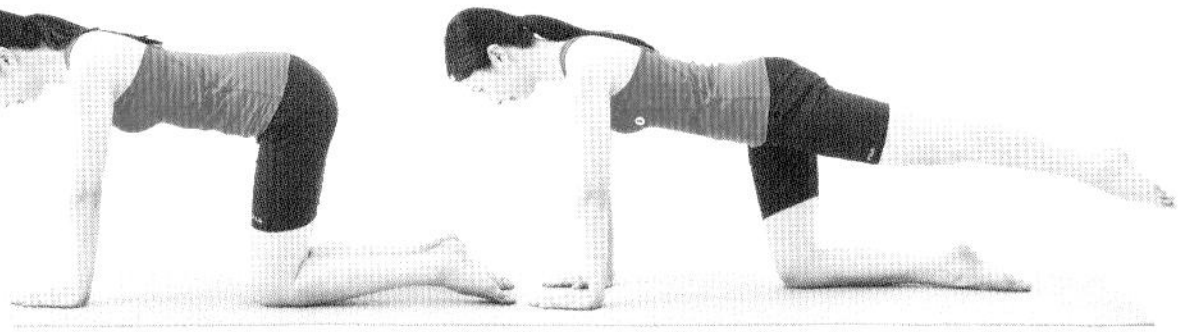

手足の左右を入れ替えて同様に行う

❷～❸を
左右2～3回ずつ
行って1セット
約**1**分

1日
2～3セット
が目安

よくない例

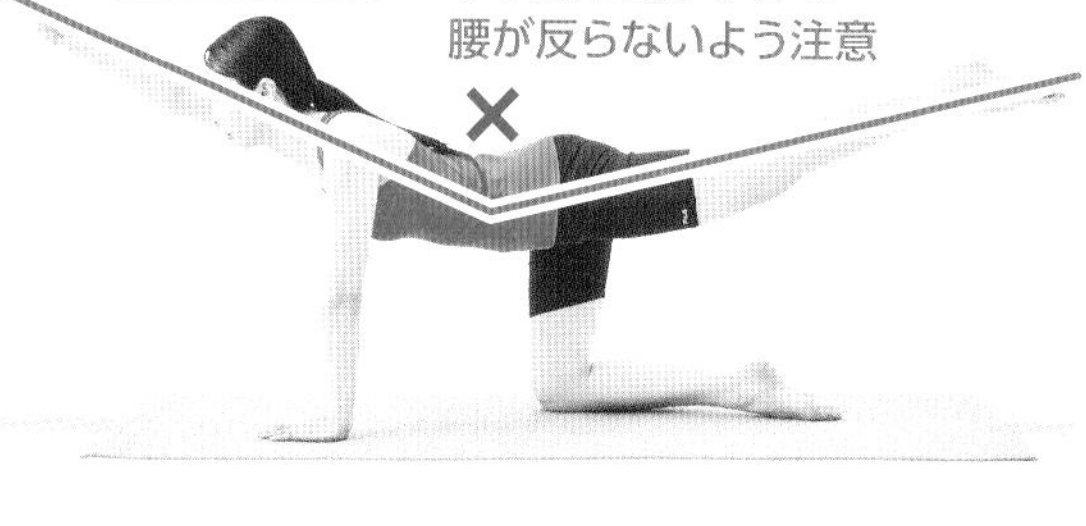
手や足を上げすぎて腰が反らないよう注意
×

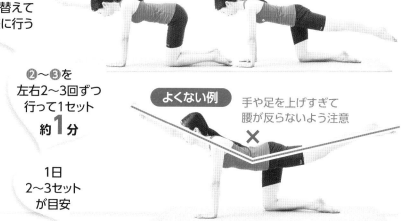

③ 胸椎可動性向上

胸椎の硬直を除いて動きをよくし動作時の腰椎の負担を減らす「横向き胸開き」

「横向き胸開き」は布団の上でできる1分ほぐしで、胸を広げることで**胸椎《きょうつい》（背骨の胸の部分）を柔軟にする**と同時に、**肩関節の可動域も広げる**ことができます。胸椎と肩関節の硬直を除けば、手を上げて体を反らせる動作をするときに、腰椎《ようつい》ばかりを動かして**腰椎に集中していた負担を分散できる**ようになります。

胸椎が硬い胸椎硬直体質の人は、肩が前に出て背中が丸まった**「ねこ背」**になりがちです。ねこ背になると胸郭が狭まるため、肺があまりふくらまず、呼吸が浅くなって、酸素が十分に取り込めません。呼吸が浅いと腹圧（腹腔《ふくくう》内部の圧力）が下がり、腰椎の不安定化や、自律神経（意志とは無関係に血管や内臓の働きを支配する神経）のバランスの乱れも招きます。

「横向き胸開き」でねこ背を正せば、呼吸が深くなって新鮮な酸素が取り込まれて体幹も安定し、足腰の痛み・しびれの症状を軽減する効果がさらに高まるでしょう。

❸胸椎可動性向上

横向き胸開き

1 横向きに寝て、ひざを直角に曲げる。両腕を体の前に伸ばし、両手を重ねる。

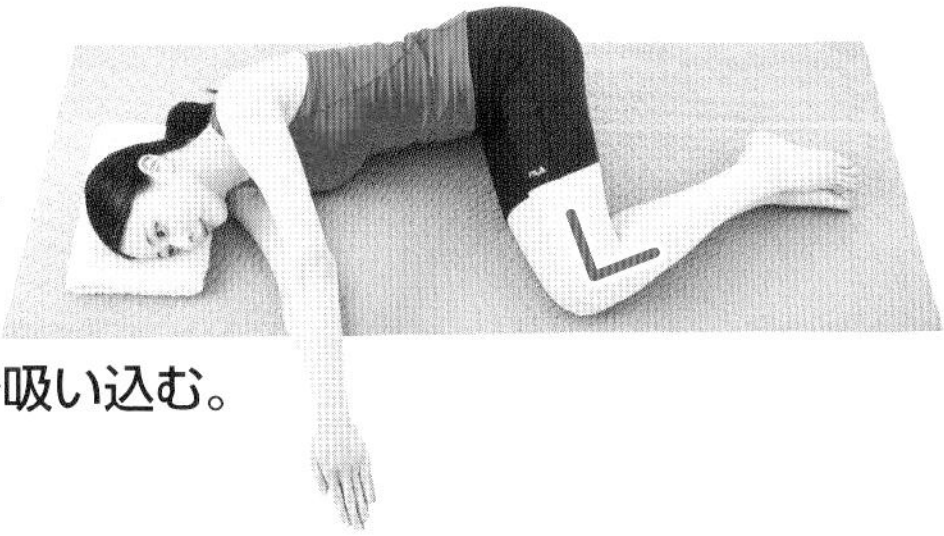

頭の下に枕やクッション、たたんだタオルなどを置く

2 鼻から息を限界まで吸い込む。

3 口から息を吐きながら、左手を背中方向へ動かし、胸をできるだけ開く。胸郭が気持ちよく広がっているのを感じながら、自然呼吸で10秒間キープ。

腕だけを動かさず、肩甲骨後面の延長線上に腕を伸ばす

（頭の上から見たところ）

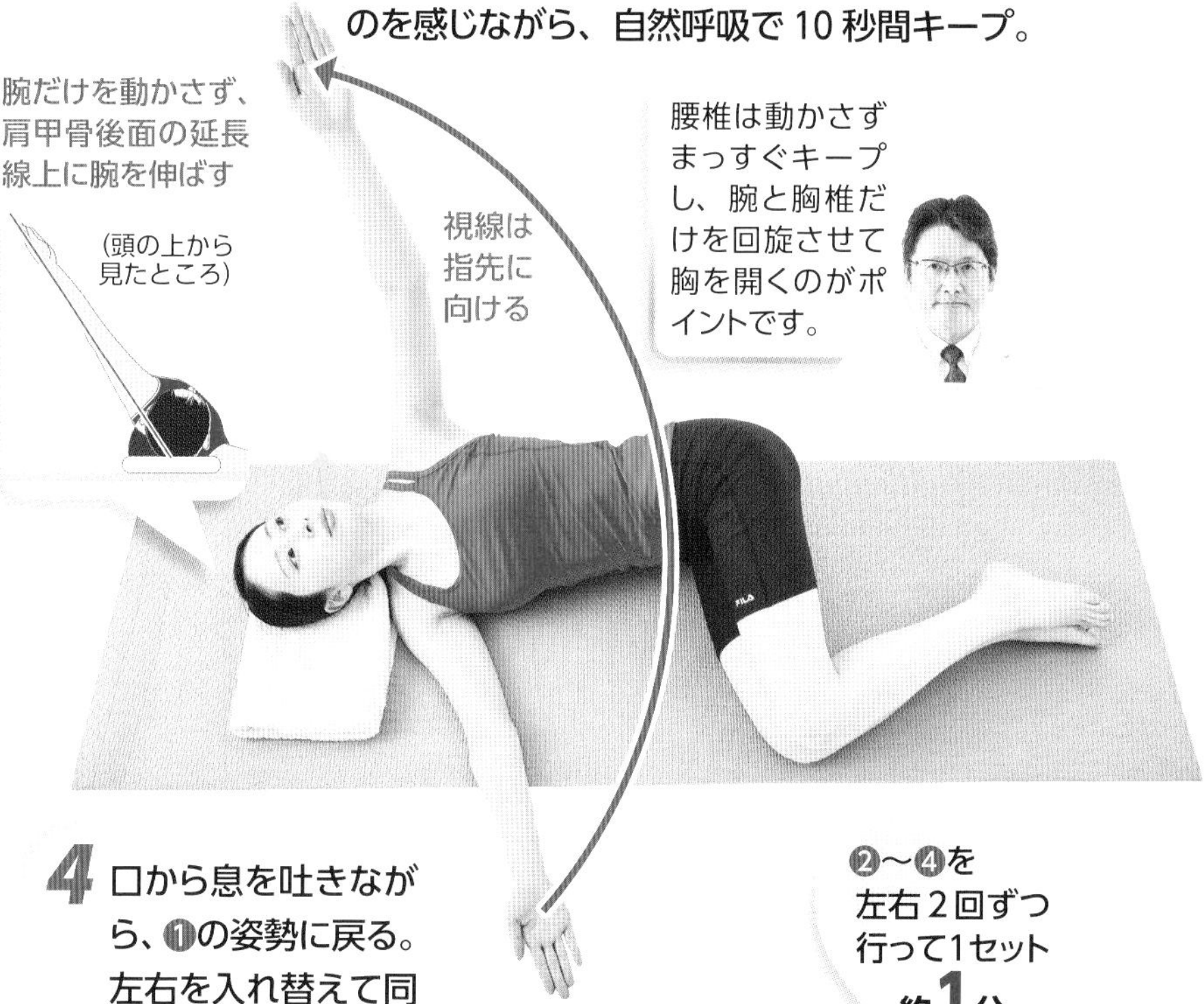

腰椎は動かさずまっすぐキープし、腕と胸椎だけを回旋させて胸を開くのがポイントです。

4 口から息を吐きながら、❶の姿勢に戻る。左右を入れ替えて同様に行う。

❷〜❹を左右2回ずつ行って1セット
約**1**分

1日
2〜3セット
が目安

③胸椎可動性向上 1分で背中が効率よくほぐれて体幹も強まり腰椎の負担が減って1日をらくに過ごせる「キャットアンドカウ」

ねこ（キャット）のように背中を丸めたり、牛（カウ）のように背中を反らせたりする**「キャットアンドカウ」**は、**胸椎硬直体質**《きょうつい》の人に習慣にしてほしい**1分ほぐし**です。四つばいの姿勢で、背中を丸めたり胸を反らせたりするだけですが、さまざまな効果があり、奥の深いエクササイズです。**背骨の椎骨を一つ一つ意識しながら分節的に動かす**ことで背骨全体を柔軟にするほか、硬直した背中の筋肉をゆるめたり、さらには体幹の筋肉を活性化したりする働きもあります。

キャットアンドカウは、ピラティスでは、ほかのエクササイズを始める前のウォームアップとしてもよく行われます。**起床時**に布団の上で行えば、胸椎のなめらかな動きを促して腰椎《ようつい》の負担を減らし、1日をらくに過ごせるようになるでしょう。また、背中や胸が硬くなっていると感じたときや就寝前に行えば、疲れを除いてリフレッシュしたり、リラックスしたりする効果も期待できます。

❸胸椎可動性向上

キャットアンドカウ

1 腕・太もも・胴体・床で四角形を作るようにして四つばいになる。視線は床へ向け、ヘソを引き込むようにしておなかに力を入れる。

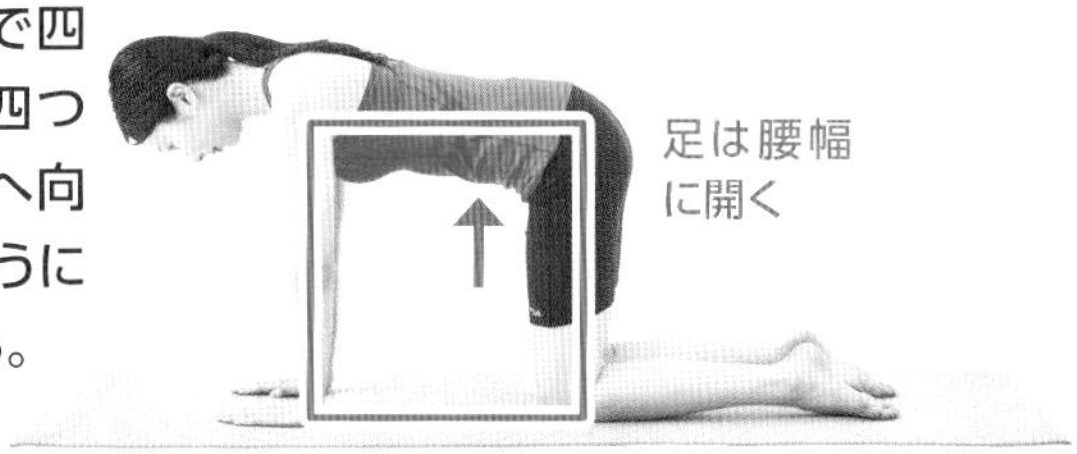
足は腰幅
に開く

2 口から息を吐きながら、背中と腰を上へ引き上げ、背骨全体を丸める。自然呼吸しながら10秒間キープ。

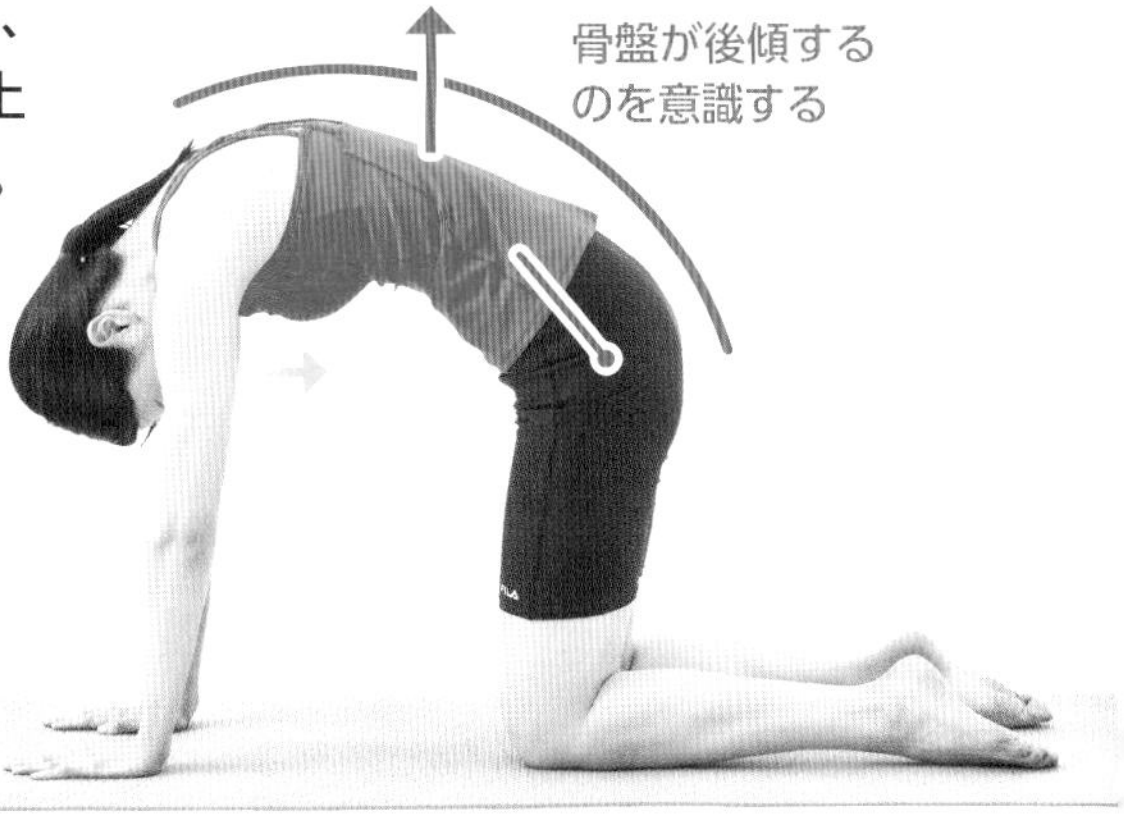
骨盤が後傾する
のを意識する

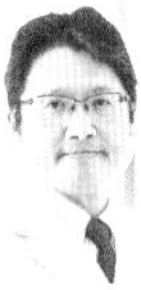

両手の間からヘソをのぞき込むようにすると、背中を引き上げやすくなります。

3 口から息を吐きながら、背中だけを反らせて胸を開く。正面を見て、自然呼吸しながら10秒間キープ。

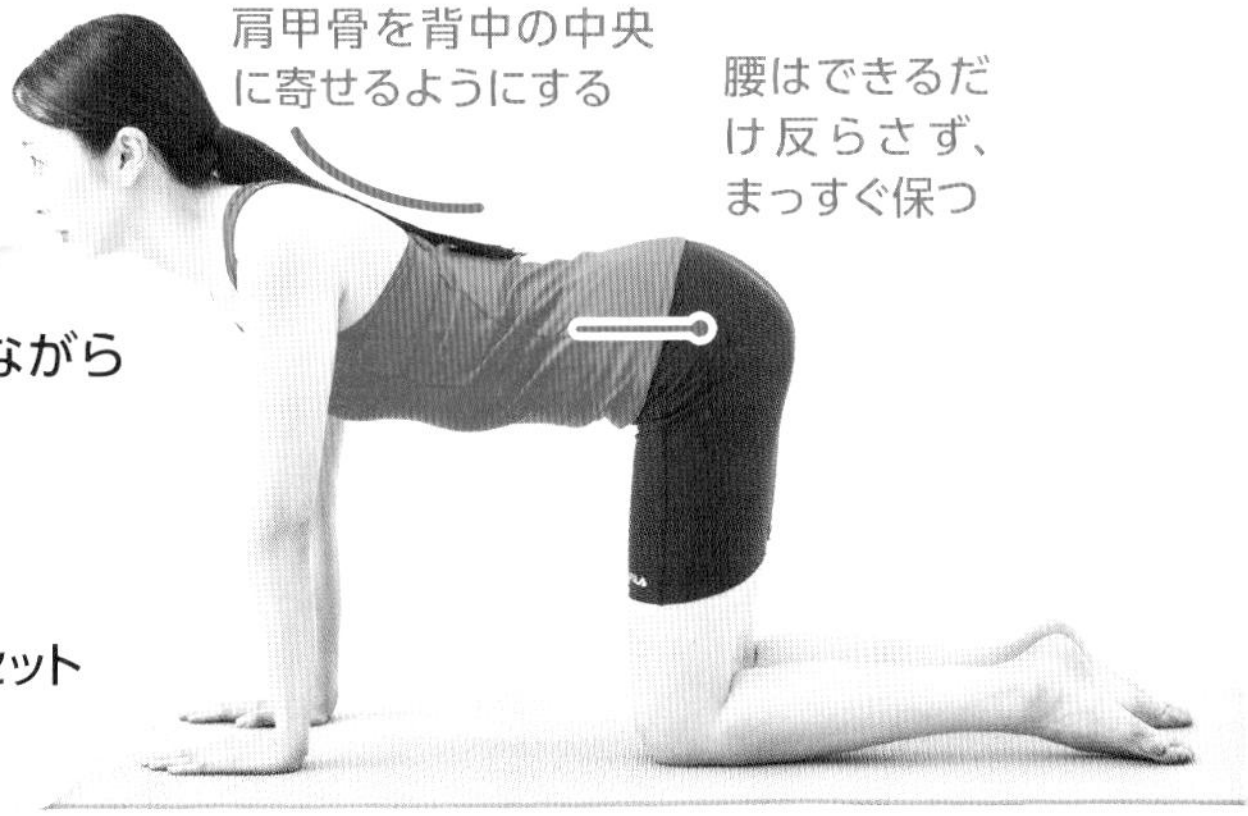
肩甲骨を背中の中央
に寄せるようにする
腰はできるだけ
反らさず、
まっすぐ保つ

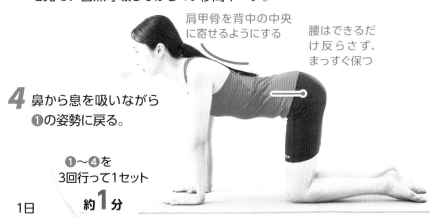

4 鼻から息を吸いながら❶の姿勢に戻る。

❶〜❹を
3回行って1セット
約1分

1日
2〜3セット
が目安

④股関節可動性向上 硬直した股関節を柔軟にして歩行時の腰椎への負担を減らし間欠性跛行を防ぐ「横向きフラミンゴエクサ」

脊柱管狭窄症《せきちゅうかんきょうさくしょう》は腰を丸めるとらくになるため、前かがみで歩幅が狭い歩き方をする人が多いですが、股関節《こ》が硬い**股関節硬直体質**の人は足を大きく踏み出せないためさらに歩幅が狭まり、すり足でひざ下だけを動かす歩き方になりがちです。歩行は足だけでなく背骨・骨盤・股関節や、体幹（胴体）の筋肉も連動させて行う全身連動です。ひざ下だけ動かす歩き方では、腰椎《ようつい》に負担が集中し、脊柱管が断続的に狭まって、症状が現れやすくなります。腰椎に負担をかけない姿勢を保ちながら、股関節を大きく動かし、らくに歩いたり体を動かしたりできるように、**1分ほぐし「横向きフラミンゴエクサ」**で、股関節の可動域を広げましょう。起床時に行えば1日の歩きだしが軽快になるほか、就寝前に行えば、1日歩いて疲れた股関節とその周囲の筋肉をほぐす効果もあります。股関節の動きがよくなると下肢《かし》の血流がよくなり、**間欠性跛行《はこう》**（こま切れにしか歩けなくなる症状）や**坐骨《ざこつ》神経痛**などつらい症状の改善も期待できます。

④股関節可動性向上 横向きフラミンゴエクサ

1 横向きに寝て、ひざを直角に曲げる。

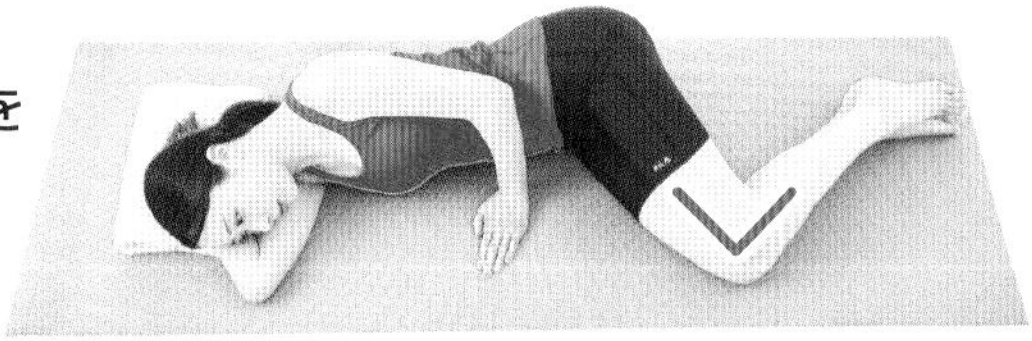

2 上の足が床と平行になる位置に浮かせ、鼻から息を吸いながら、ひざを直角に保ったまま股関節が 90 度になるまで上げる。

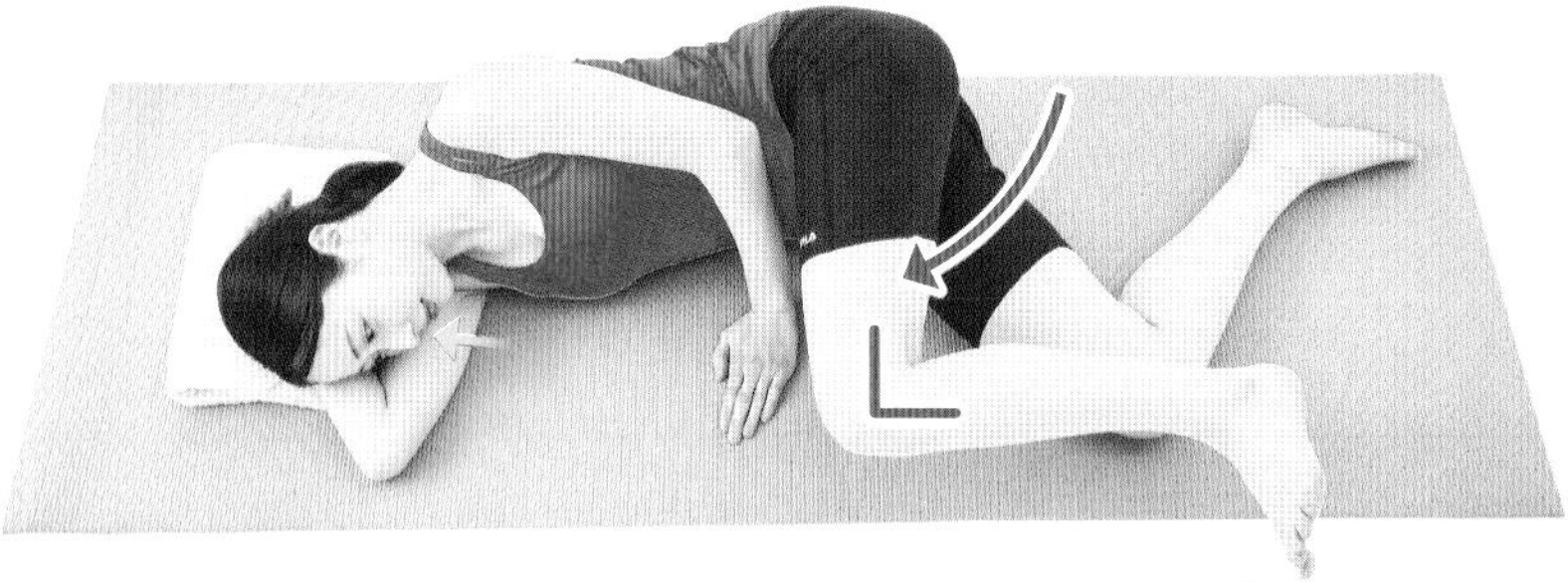

3 口から息を吐きながら、ひざを直角に保ったまま、骨盤が動かない範囲で足を後ろに動かす。

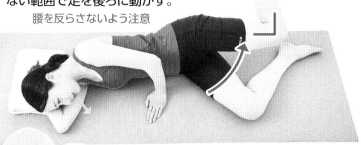

腰を反らさないよう注意

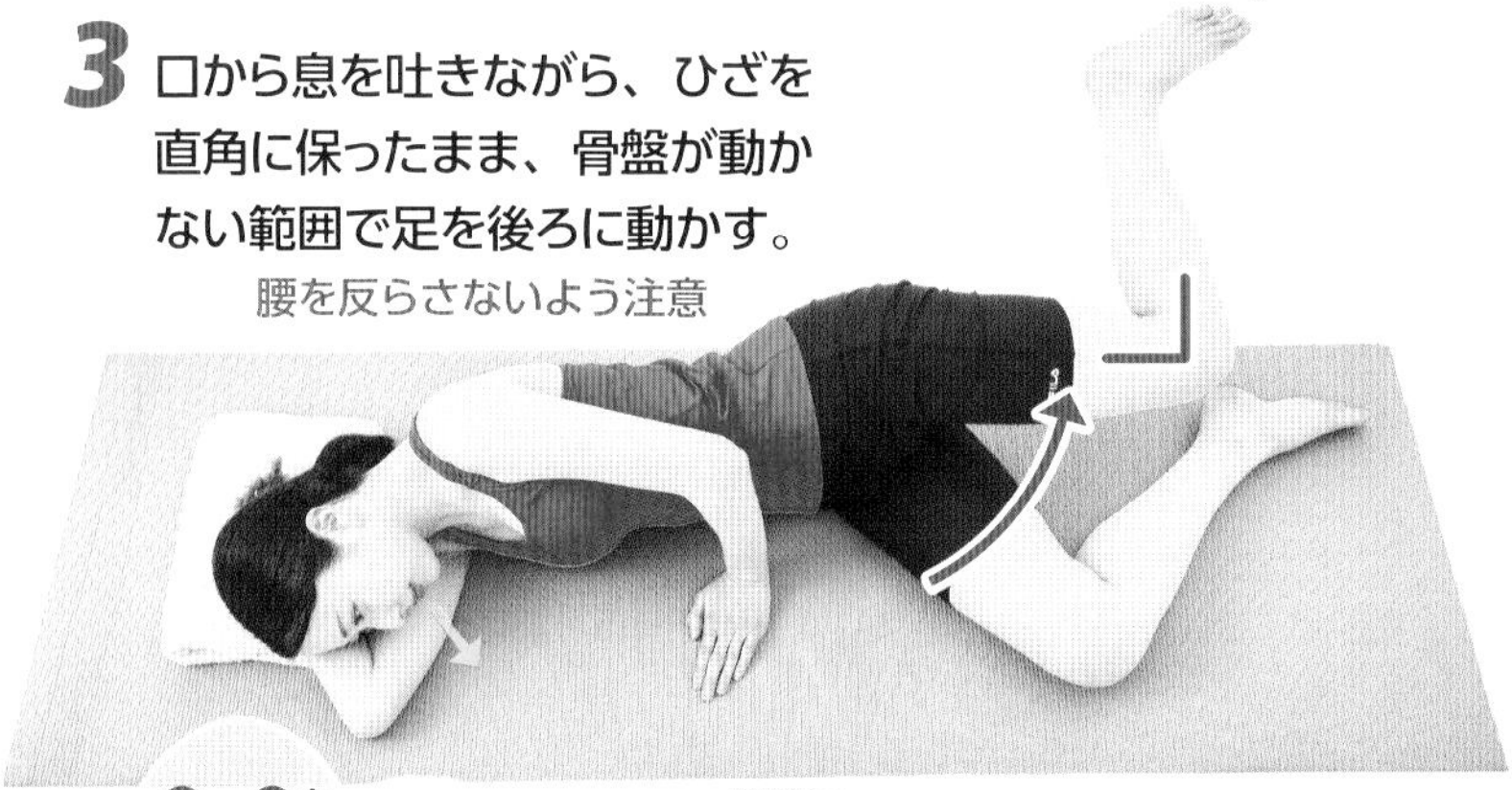

❷～❸を
左右 5 回ずつ
行って 1 セット
約1分

足を動かすときは、股関節・ひざ・足の爪先が、なるべく一直線の高さになるようにしましょう。

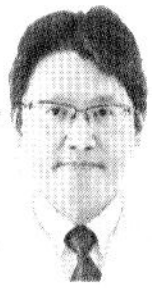

1日
2～3セット
が目安

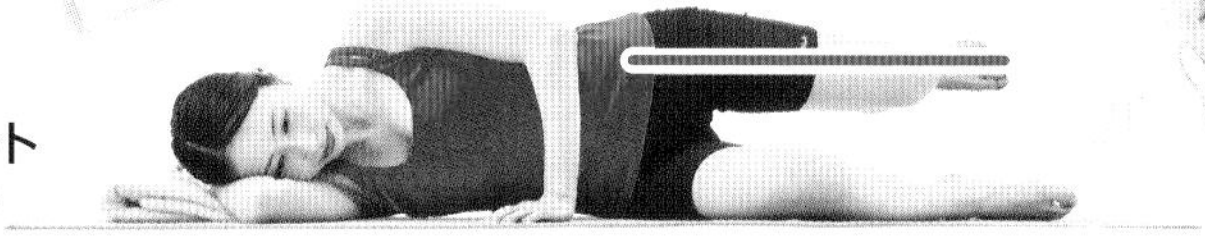

第8章 —— 職場や食卓などで イスに腰かけながら 狭窄体質を改善

姿勢がくずれて 脊柱管狭窄症が悪化しやすい 「座っている時間」を 腰痛・坐骨神経痛の 改善時間に変える 「座りながらエクサ」

デスクワークやソファ、車の運転は姿勢がくずれて腰椎の負担が集中し脊柱管を狭窄させやすいため要注意

長時間座りつづけると、姿勢がくずれがちです。特に、デスクワークや車の運転、柔らかいソファに座る、あるいはスマホ（スマートフォン）を操作するときは特に姿勢がくずれやすいので、腰部脊柱管狭窄《せきちゅうかんきょうさく》症の人は注意が必要です。

イスに腰かけるさいの姿勢のくずれで多いのは、**骨盤の後傾**です。パソコンやスマホの操作、車の運転をするときは、肩が前に出たねこ背になって、骨盤が後傾しやすいのです。イスに浅く腰かけて背もたれに寄りかかったり、柔らかいソファに体を預けて座ったりするときも、坐骨《ざこつ》が前にすべるような形で、骨盤が後傾します。

骨盤が後傾すれば腰が丸まってらくなのではと思うかもしれません。確かに脊柱管狭窄症の患者さんは、腰を丸める姿勢を取ると症状が一時的に和らぎます。ただ、骨盤を後傾した座り姿勢を長時間続けると、腰椎《ようつい》（背骨の腰の部分）ばかりが折れるように曲がり、そこに上半身の重みが加わって、椎骨前方の椎間板《ついかんばん》に過剰な負担がかか

座り姿勢のくずれで腰椎に負担が集中する

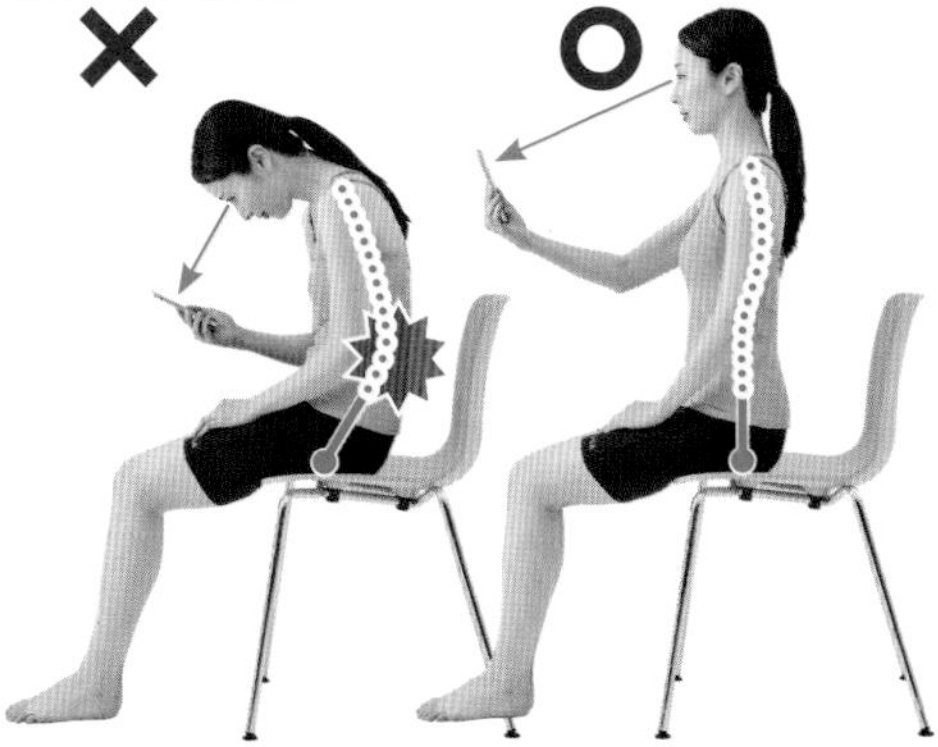

デスクワークや座ってのスマホ操作では姿勢がくずれてねこ背になりやすく、腰椎に負担が集中する。視線をなるべく水平に近づけ、骨盤を立てて背すじを伸ばすよう心がける。

理想の座り方

❶坐骨を支点に骨盤を立てる（前傾・後傾させない）
❷背すじを伸ばす
❸左右の坐骨に均等に体重をかける

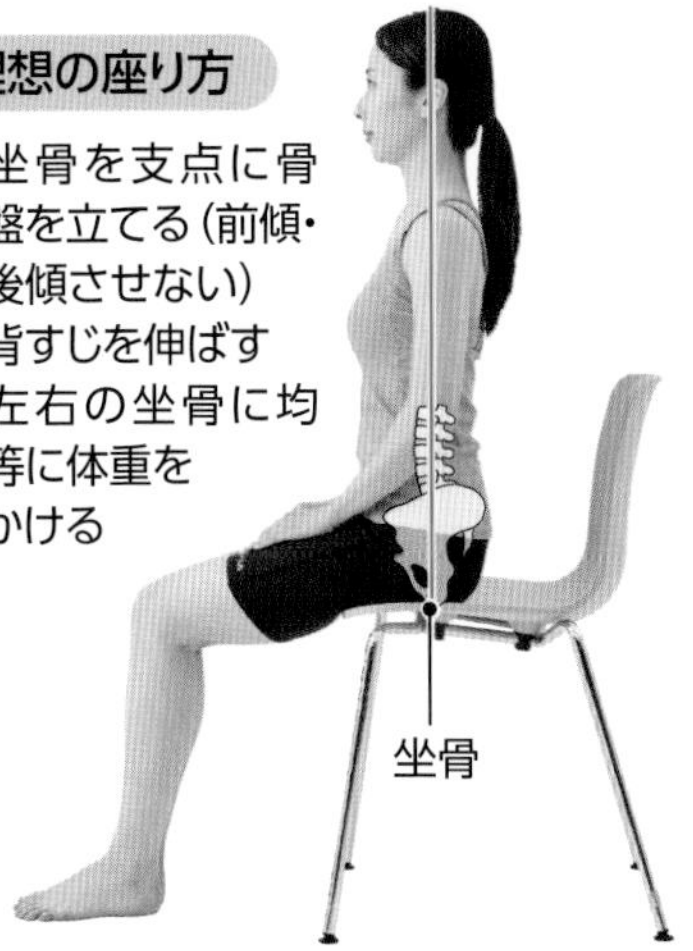

るのが問題です。椎間板が傷んでつぶれ、椎骨や椎《つい》間関節《かんかんせつ》の変形やズレ、椎間孔《ついかんこう》の狭まりを招き、症状の悪化につながります。では骨盤を前傾させればいいかというと、今度は反り腰になって、やはり椎間関節に過剰な負担がかかり、症状の悪化を招きます。

また、前傾・後傾だけでなく、骨盤が左右に傾くことでも腰椎に負担がかかります。首をかしげたりほおづえをついたり、足を組んだりして上体が横にずれ、**片方の坐骨に体重が偏る座り方は、腰椎のゆがみや不安定化を招き、症状悪化のもと**になります。

座るときは、**❶坐骨を支点に骨盤を立てて骨盤を前傾・後傾させず、❷背すじを伸ばし、❸左右の坐骨に均等に体重をかけた姿勢を保つのが理想**です。イスに腰かけたままできる**1分ほぐし**で座り方のクセを正し、腰椎に負担が集中しない、理想の座り方を身につけましょう。

1 反り腰正し イスに腰かけて骨盤の後傾をくり返して正しい姿勢の土台を作りつらい坐骨神経痛を減らす「骨盤シーソー」

長時間イスに腰かけていると骨盤が後傾する人が多いのですが、**反り腰体質の人は、骨盤を前傾しがち**です。

腰椎を反らすクセがついているために、イスに腰かけてもお尻《しり》を後方へ突き出すようにして腰が反り、骨盤が前傾して、背中側の椎間関節《ついかんかんせつ》に負担をかけている人が少なくありません。一見いい姿勢に見えるのですが、脊柱管《せきちゅうかん》が狭まって神経への締めつけが強まり、足腰の痛み・しびれの悪化を招く恐れがあります。

反り腰体質の人は、骨盤を後傾させるのが苦手です。しかし、イスに腰かけているときは、座面に当てた坐骨《ざこつ》を支点にすることで、簡単に骨盤を動かすことができます。**「骨盤シーソー」**は、これを利用した1分ほぐしです。

坐骨神経痛がつらいときにイスに腰かけて行えば、症状を和らげながら、正しい姿勢の土台を作ることができます。

❶反り腰正し

骨盤シーソー

1 腰を反らさない程度に骨盤を立てて、イスに腰かける。
両手で腰骨をつかむ。

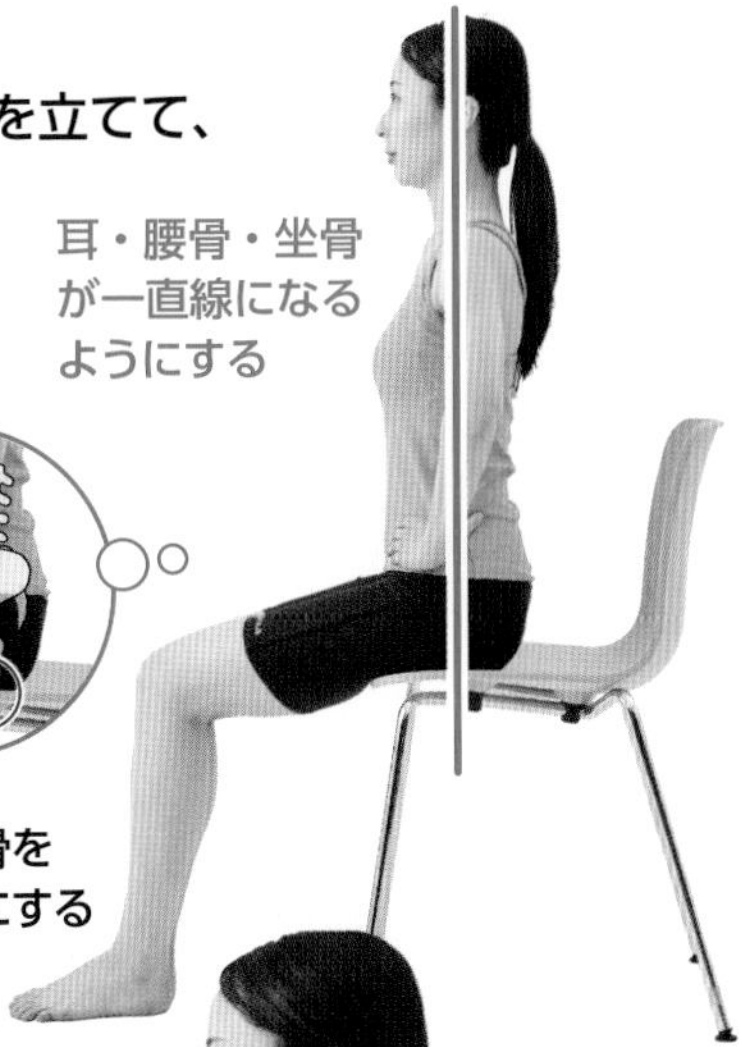
耳・腰骨・坐骨が一直線になるようにする

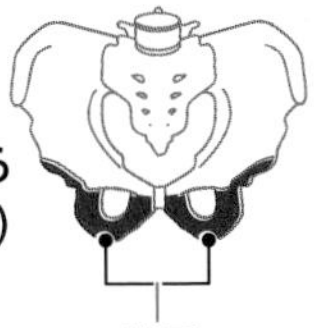
(正面から見た骨盤)
坐骨

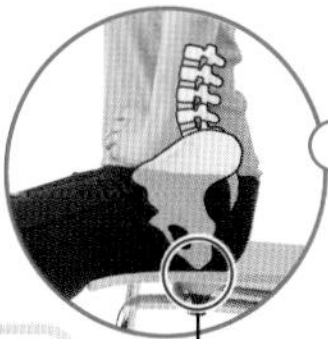
坐骨を支点にする

坐骨がイスの座面に当たっているのを意識しましょう。

2 腰骨に手を当て、坐骨を支点として、骨盤の上部をゆっくり「1・2・3・4」と数えながら後ろに倒す。

3 ゆっくり「1・2・3・4」と数えながら❶の姿勢に戻る。

骨盤を前傾させて反り腰にならないように注意する

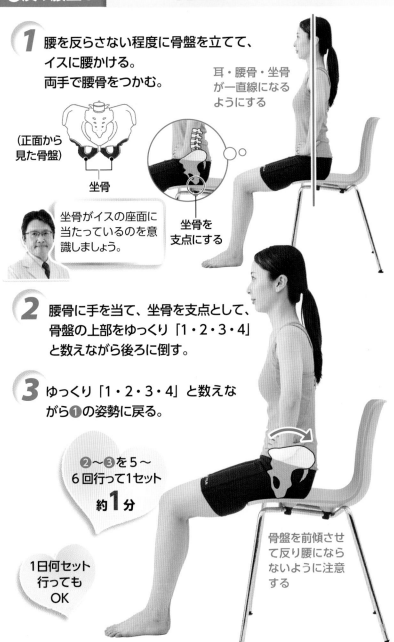

❷〜❸を5〜6回行って1セット
約1分

1日何セット行ってもOK

② 体幹強化 正しい姿勢と腰椎の安定を長時間保ち 腰に負担をかけずに体を動かす力が身につく

「座りおなかへこませ体操」

体幹（胴体）が弱く姿勢が安定しない体幹不安定体質の人がイスに腰かけていると、最初は背すじを伸ばして姿勢よくしていても、時間がたつにつれ、だんだん横に傾くように姿勢がくずれていくことがあります。

横方向に上体が傾くと頭の重みが体の左右の中心軸からずれるため、バランスを取るために無意識に**首をかしげる**、**片ひじをついてテーブルに寄りかかる**、**足を組む**といったクセとなって現れます。自分では気づいていないことも多いので、こんなクセはないか、一度ほかの人にたずねてみるのもいいでしょう。

これは、体幹の深いところにある腹横筋（72ページ参照）や多裂筋（73ページ参照）などの体幹深部筋がうまく働いておらず、腰椎《ようつい》が不安定になるため、長い時間、正しい姿勢を維持できないことからきています。

体が横に傾くと左右の坐骨《ざこつ》に均等に体重がかからず、骨盤が傾きます。骨盤が傾く

体幹が不安定な人の姿勢のくずれ

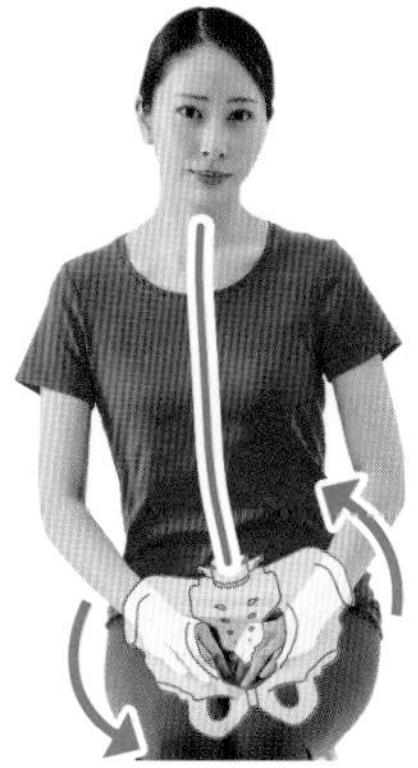

体が横に傾くように姿勢がくずれる

▼

骨盤が傾き、腰椎が片側に曲がる

▼

片側の椎間関節に過剰な負担がかかる

▼

椎間孔の狭窄が強まり、神経への圧迫が強まる

と腰椎も連動して曲がるため、左右どちらかの椎間にばかり負担がかかることになってしまいます。すると、椎間孔《ついかんこう》で神経への圧迫が強まり、坐骨神経痛などの症状が悪化する恐れがあります。女性に多く見られる、**床に座るときの横座り**も同様で、片側の椎間関節《ついかんかんせつ》に過剰な負担をかける姿勢です。

さらに、骨盤が左右に傾くのに加えて背中が丸まるねこ背になると、腰椎は横に傾きながら前にも曲がることになり、ねじれるような力が加わって、腰椎には複雑で大きな負担がかかります。

長い時間イスに腰かけていなければならないときも正しい姿勢を保ち、腰椎の安定を維持するには、どうすればいいでしょうか。

仕事や作業などで座っているときに「姿勢がくずれてきた」と感じたら、**座ったまま体幹深部筋を働かせ、腰椎を支える力を身につけられる1分ほぐし「座りおなかへこませ体操」**をやってみましょう。くずれかけた座り姿勢をリセットするとともに、立ち歩くときにも体幹深部筋を働かせ、腰椎に負担をかけずに体を動かす力が身につきます。

❷体幹強化　座りおなかへこませ体操

1 イスに腰かけて、腰を反らさない程度に骨盤を立てる。手は腰骨に当てる。

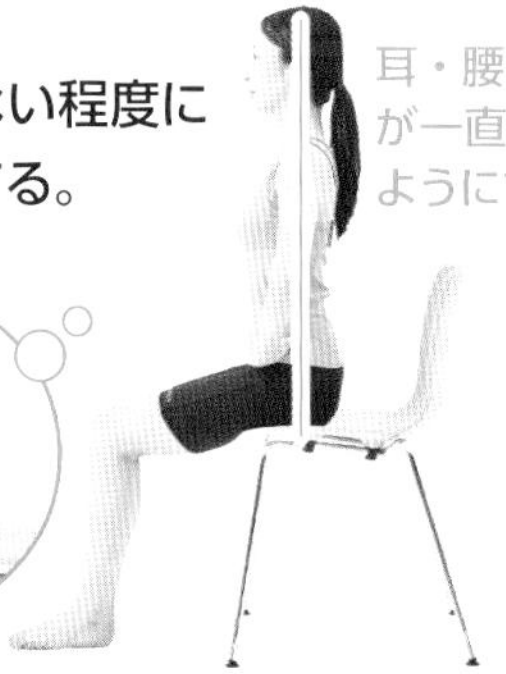

耳・腰骨・坐骨が一直線になるようにする

坐骨がイスの座面に当たっているのを意識する

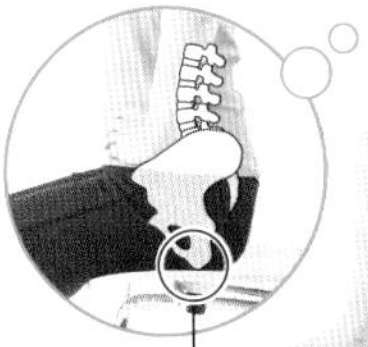

2 3～4秒ほどかけて鼻から息を限界まで吸い込む。

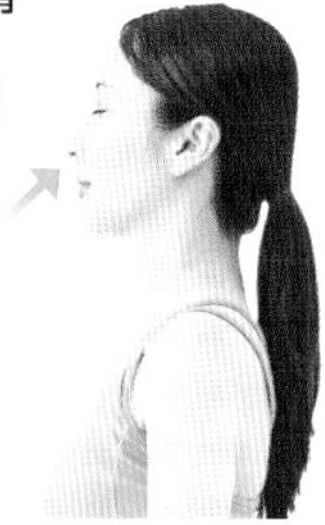

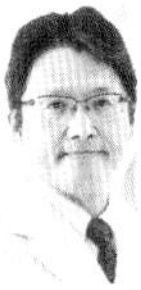

胸いっぱいに息を吸い込み、胸郭を広げましょう。

3 6～8秒ほどかけて口から息を吐きながら、ヘソを体の中へ引き込むようにおなかをへこませる。

4 指を当てた腰骨付近の下腹部の筋肉が硬くなって、おなかが平らになっているのを確認し、自然呼吸で8秒間キープする。

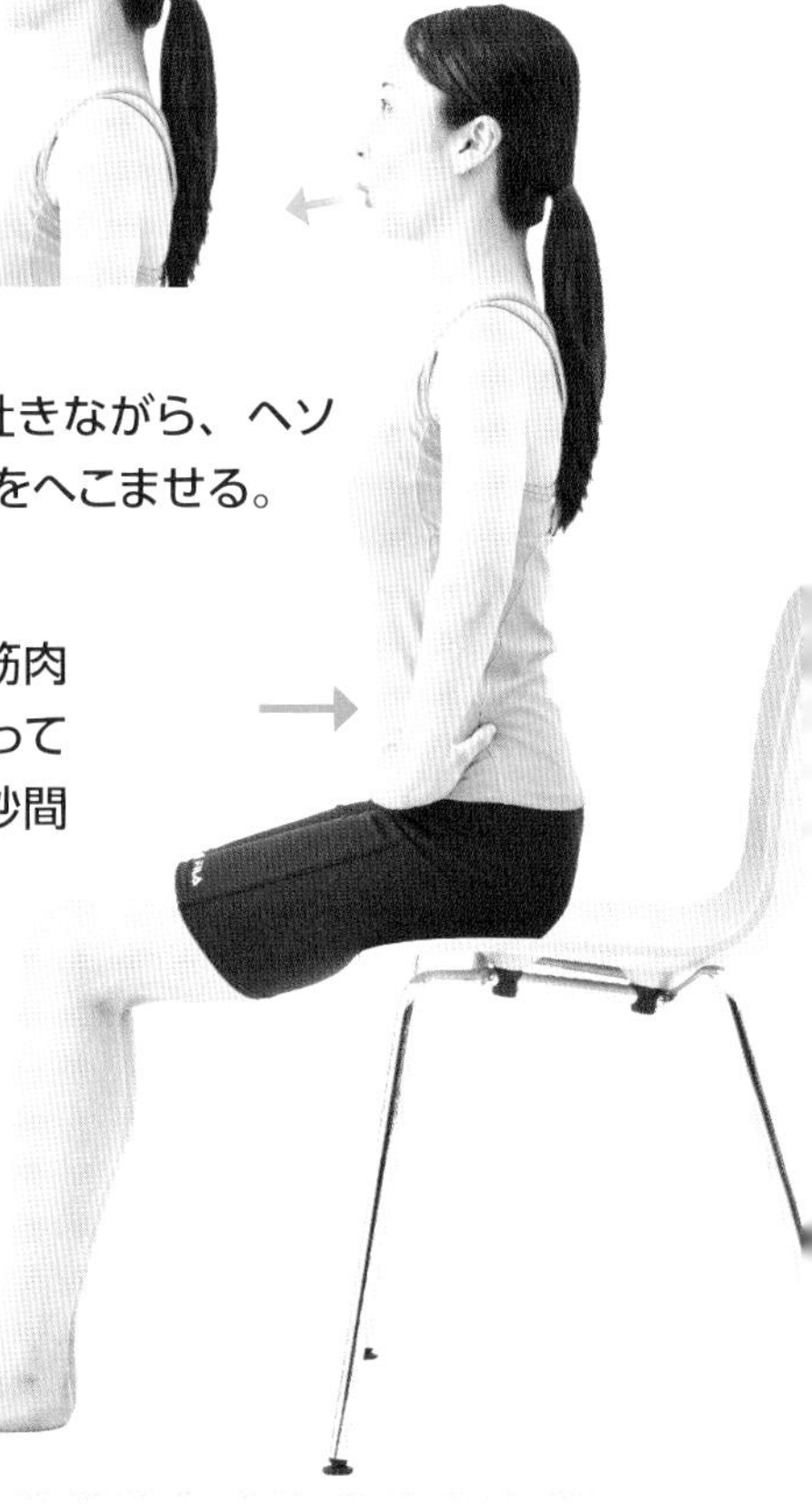

❷～❹を3～5回行って1セット

約**1**分

1日何セット行ってもOK

③ 胸椎可動性向上 胸椎の柔軟性を高め腰椎を過剰に動かす動作のクセを正す「座りマーメイド」「座り胸椎ツイスト」

長い時間イスに腰かけていても腰椎《ようつい》に負担をかけない姿勢を保つには、❶坐骨《ざこつ》を支点に骨盤を立てる（前傾・後傾させない）、❷背すじを伸ばす、❸左右の坐骨に均等に体重をかけるという3点がポイントです（101ジペー参照）。

ところが、胸椎《きょうつい》（背骨の胸の部分）が硬い胸椎硬直体質の人は、❷の「背すじを伸ばす」のが難しいものです。背すじを伸ばそうとしても硬直した胸椎の代わりに腰椎が反ってしまい、腰椎に過剰な負担がかかってしまいがちです。

横方向に胸椎を動かす「座りマーメイド」と、**胸椎を回旋《かいせん》する「座り胸椎ツイスト」**の2つの1分ほぐしで**胸椎の椎骨を分節的に動かし、柔軟に動かせるようにしましょう**。胸椎の可動域を広げて、腰椎を過剰に動かすクセを正せば、足腰の痛み・しびれの症状を軽減して、らくな座り姿勢を取ることができます。肩関節の柔軟性も高まり、胸郭が広がるので、胸椎硬直体質の人に多い**ねこ背の解消にも役立ちます**。

❸胸椎可動性向上

座りマーメイド

1 イスに腰かけて、腰を反らさない程度に骨盤を立てる。

2 右手をまっすぐ上に上げ、左手でイスの座面をつかむ。

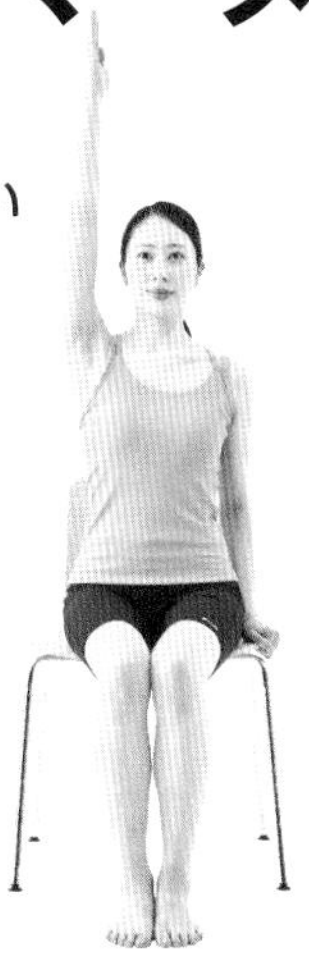
左右の坐骨をしっかりと座面につける
内ももに力を入れてひざをしっかり合わせる

3 口から息を吐きながら、右腕で大きな弧を描くように、ゆっくりと体を横に曲げる。伸びている側の肺に空気が入るところを想像しながら、３回深呼吸する。

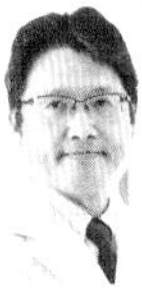
胸椎の椎骨一つ一つを上から順に動かすつもりで曲げていきましょう。

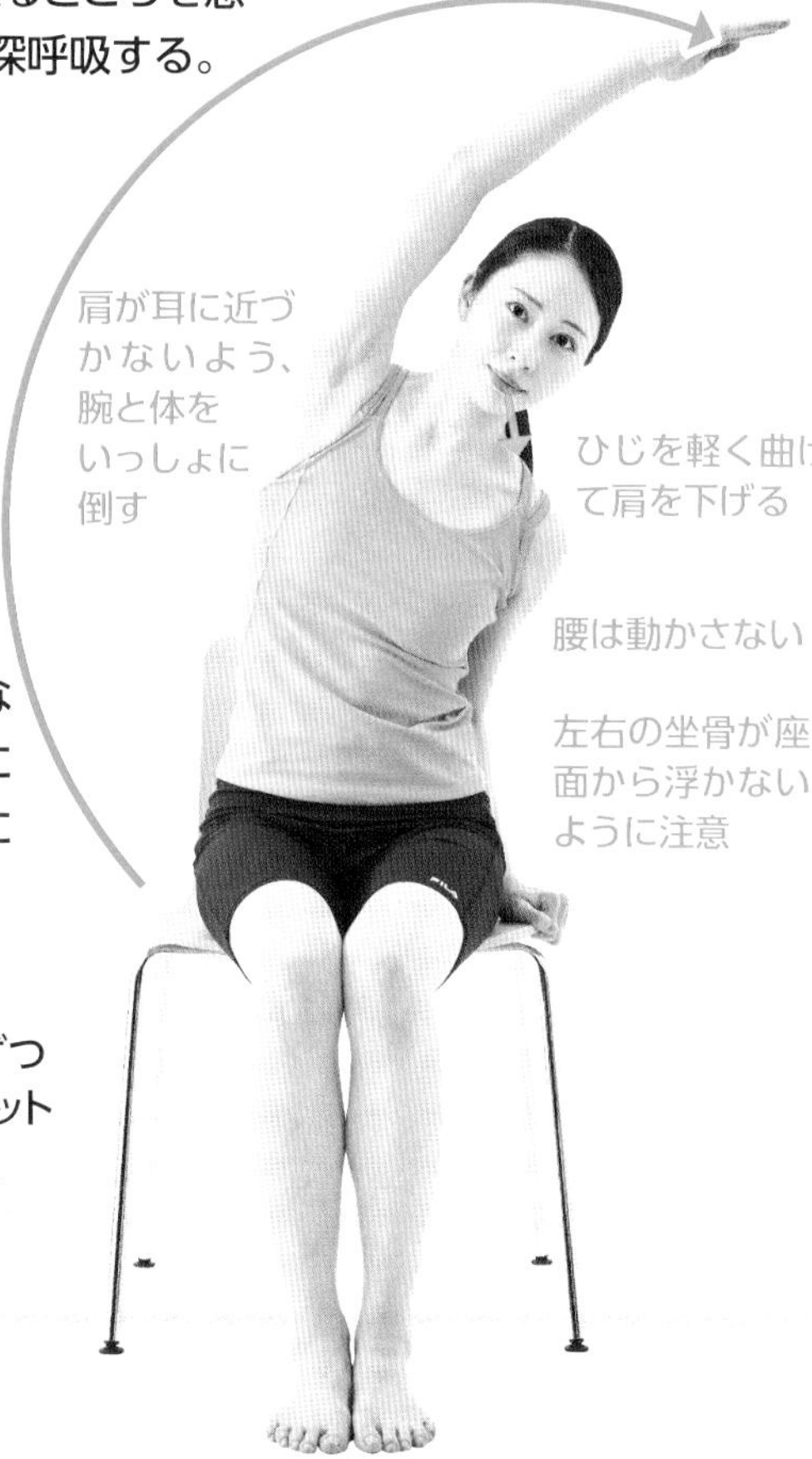
肩が耳に近づかないよう、腕と体をいっしょに倒す
ひじを軽く曲げて肩を下げる
腰は動かさない
左右の坐骨が座面から浮かないように注意

4 鼻から息を吸いながら体をまっすぐに戻し、❷の姿勢に戻る。

❷～❹を
左右2回ずつ
行って1セット
約**1**分

1日
2～3セット
が目安

❸胸椎可動性向上

座り胸椎ツイスト

1 イスに腰かけて、腰を反らさない程度に骨盤を立てる。

2 軽くおなかをへこませ、胸いっぱいに鼻から息を吸いながら、バンザイするように両手を上げる。

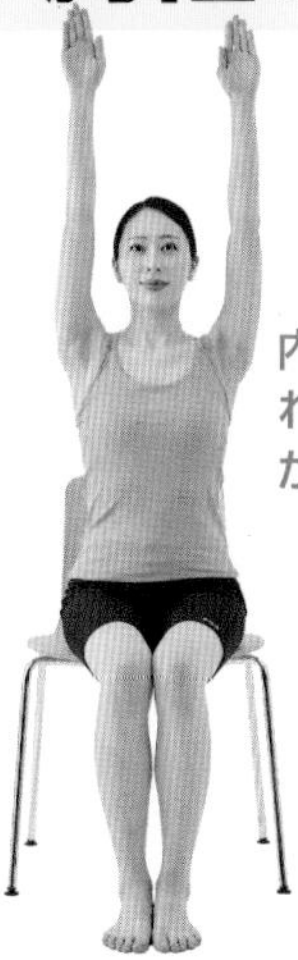

内ももに力を入れてひざをしっかり合わせる
左右の坐骨をしっかりと座面につける

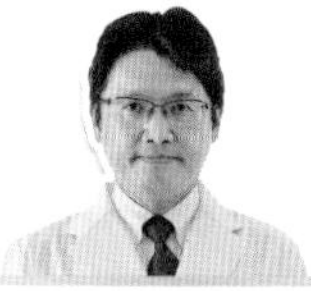

痛みの出ない範囲で、胸椎の椎骨一つ一つを上から順にねじっていきましょう。

3 口から息を吐きながら、左腕を前に、右腕を背後に下ろし、ゆっくりと首と胸を右にねじる。できるところまでねじったら、自然呼吸で10秒キープ。

4 鼻から息を吸いながら体をまっすぐに戻し、❶の姿勢に戻る。

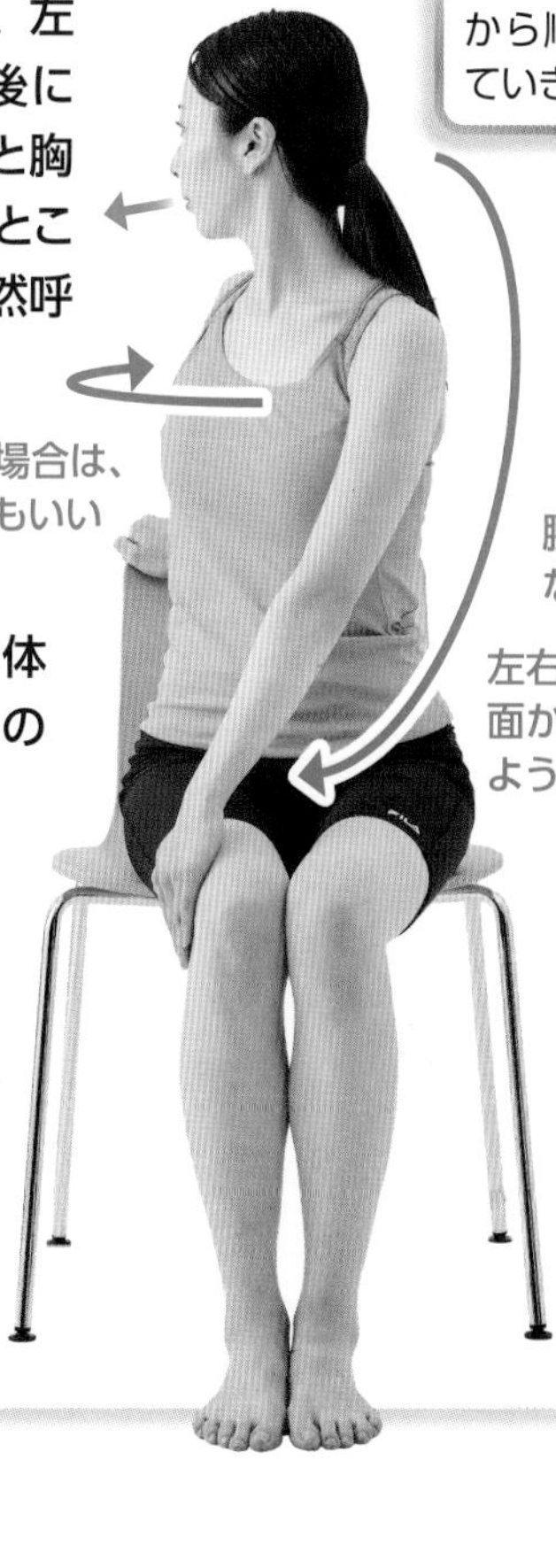

背もたれがある場合は、右手でつかんでもいい
腰は動かさない
左右の坐骨が座面から浮かないように注意

❶～❹を左右2回ずつ行って1セット 約1分

1日2～3セットが目安

4 股関節可動性向上

股関節の柔軟性を高めて腰椎の過剰な屈曲・伸展を抑え痛みなく歩く力を強める「座り足ぶみ」

股《こ》関節が硬い股関節硬直体質の人は、イスに腰かけたときに股関節の角度を長い時間維持することができず、骨盤が後傾して姿勢がくずれがちです。上体を起こすために腰椎《ようつい》を折るように曲げることになり、腰椎に過剰な負担がかかってしまいます（図参照）。

股関節の柔軟性を高めるには、太ももの筋肉を軟らかくすることに加え、太ももを体のほうへ引き寄せるための筋肉を働かせることが大切です。**「座り足ぶみ」**は、座ったままでこれらの筋肉を鍛えることができる1分ほぐしです。股関節を柔軟に動かせるようになると、**腰椎を過剰に屈曲・伸展させることなく、痛みなく歩く力がつきます。**イスに腰かけて骨盤を立てる感覚も身につき、座り姿勢のくずれを防ぐことができるようになります。

股関節が硬いと骨盤が後傾

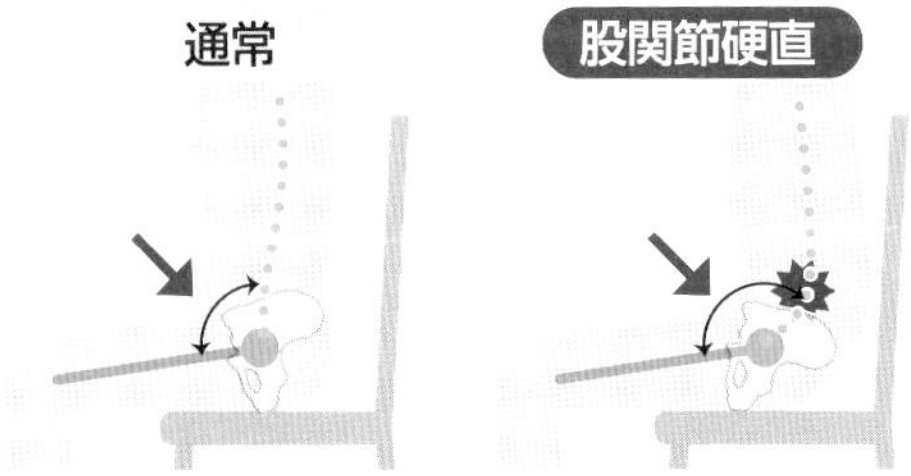

股関節が硬いため角度が広く、骨盤が後傾し、腰椎に過剰な負担がかかる。

❹股関節可動性向上

座り足ぶみ

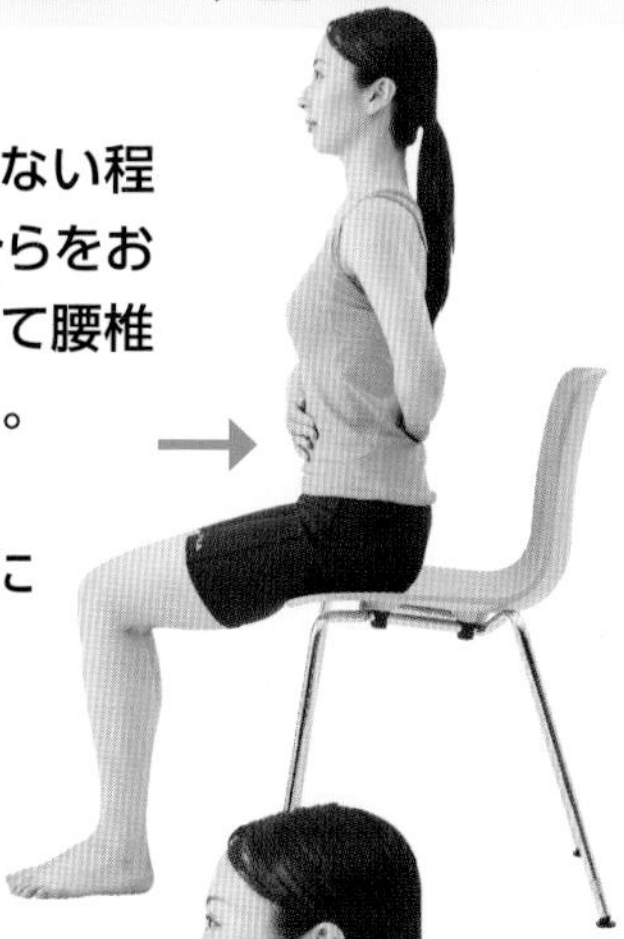

1 イスに腰かけて、腰を反らさない程度に骨盤を立てる。右手のひらをおなかに、左手の甲を腰に当てて腰椎を前後から押さえるようにする。

2 ヘソを体の中へ引き込むようにおなかに力を入れる。

3 腰椎が曲がらないよう注意しながら、左右のひざを交互に上げて足ぶみをする。片足を上げるたびに1、2、3……と数えながら、30回行う。

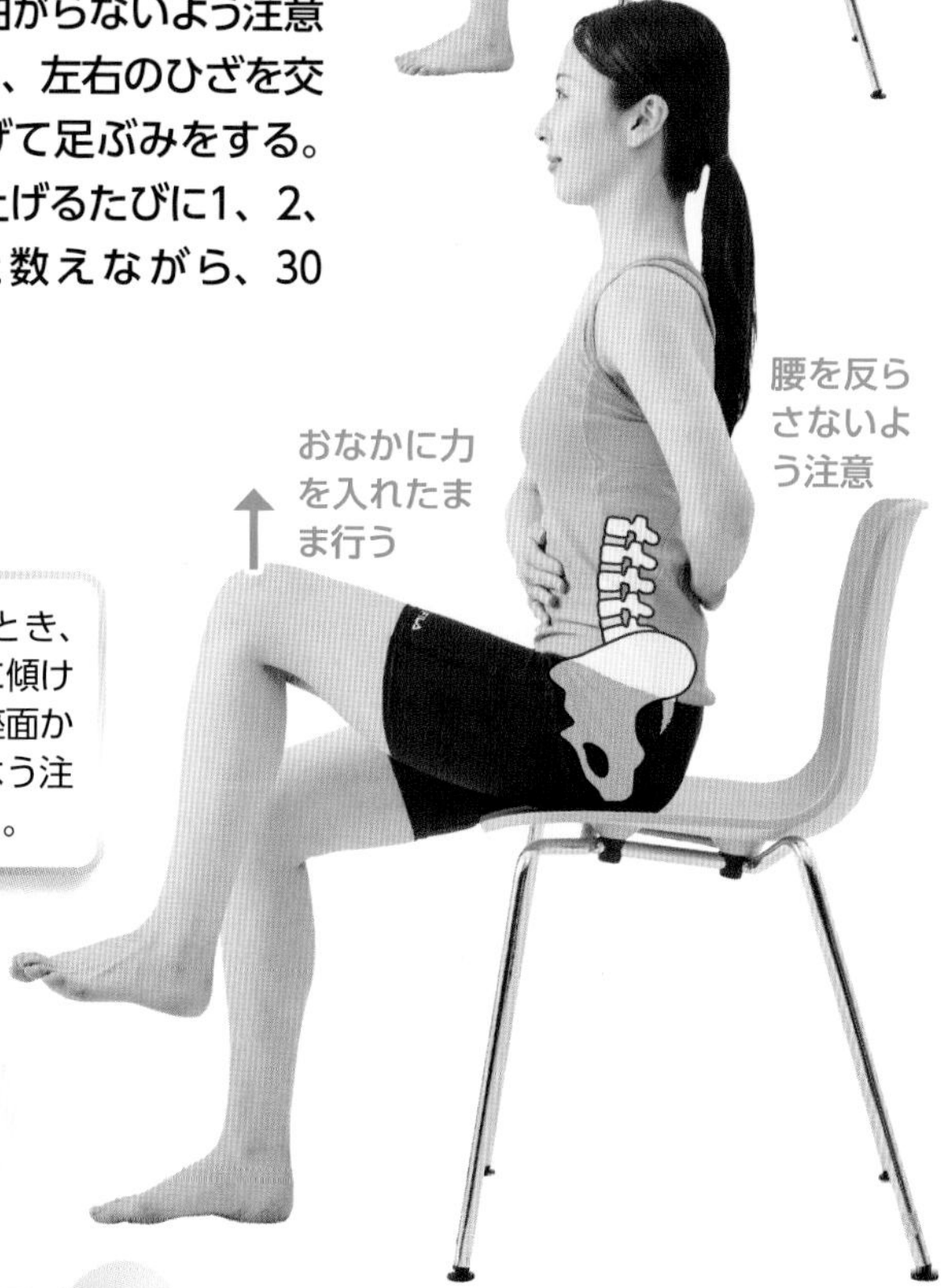
腰を反らさないよう注意
おなかに力を入れたまま行う

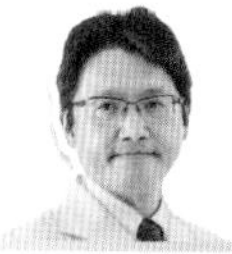

足を上げるとき、骨盤を左右に傾けず、坐骨が座面から離れないよう注意しましょう。

❷〜❸を行って1セット
約1分

1日2〜3セットが目安

コラム 各関節の連携を重視して全身を動かし安定性と可動性のバランスを取る、「ジョイント・バイ・ジョイント」という考え方。

スポーツ医学では、**「体の主な関節には可動性が必要な関節（モビリティ関節）と、安定性が必要な関節（スタビリティ関節）があり、交互になっている」という考え方「ジョイント・バイ・ジョイント・セオリー」**があります。

体を動かすと、関節はそれぞれの役割を担って働きます。このとき、複数の関節がうまく補い合えば、より機能的で体に余計な負担をかけない動きが実現します。このために生まれた考え方が、ジョイント・バイ・ジョイント・セオリーです。

例えば、歩行時に足を踏み出し、地面を蹴るとき、通常、モビリティ関節である股関節が大きく動きます。もし股関節が十分に動かなければ、本来は安定性が必要なスタビリティ関節である腰椎・仙腸関節が動き、そこに大きな負担がかかってしまいます。

本書では腰部脊柱管狭窄症の患者さんの身体的特徴を「4大狭窄体質（64㌻参照）」として4つに分けていますが、これをジョイント・バイ・ジョイント・セオリーに当てはめると、以下のようになります。

❶**反り腰体質**……スタビリティ関節である腰椎が反る方向に過剰に動く

❷**体幹不安定体質**……スタビリティ関節である腰椎の安定性が不足している

❸**胸椎硬直体質**……モビリティ関節である胸椎の可動性が不足している

❹**股関節硬直体質**……モビリティ関節である股関節の可動性が不足している

1分ほぐしをするさいも、この考え方を念頭に行えば、より効果が高まるでしょう。

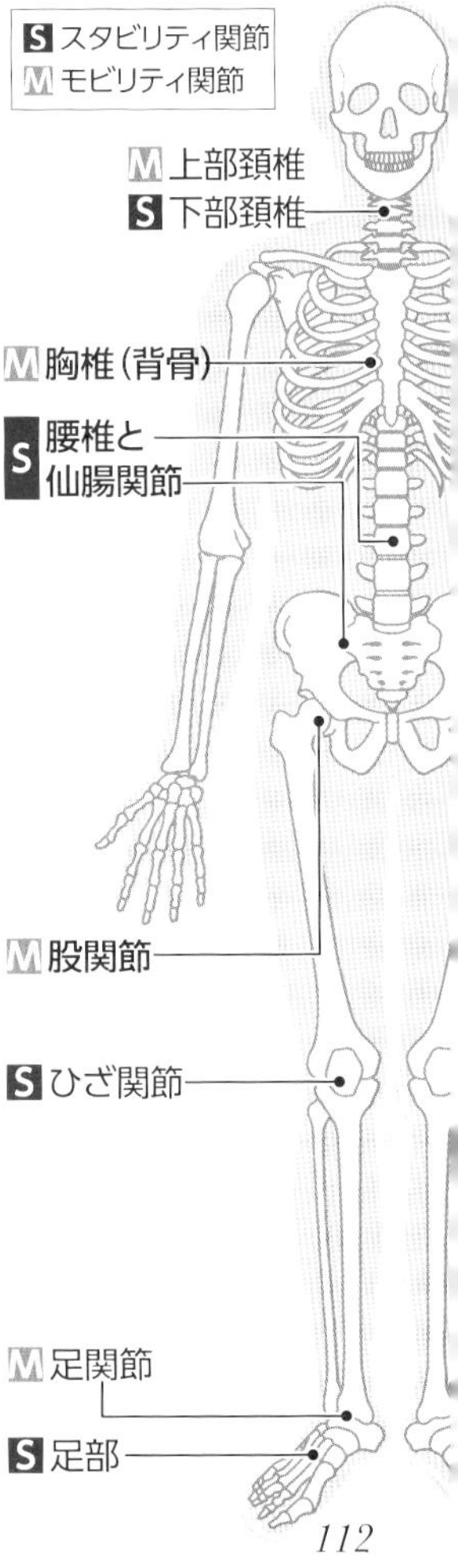
S スタビリティ関節
M モビリティ関節
M 上部頚椎
S 下部頚椎
M 胸椎（背骨）
S 腰椎と仙腸関節
M 股関節
S ひざ関節
M 足関節
S 足部

第9章 ——移動中、立ち仕事中など立ちながら狭窄体質を改善

足腰のしびれ痛で歩けなくなりつらい間欠性跛行を改善しスタスタ歩く力を養う！壁を利用する「立ちながらエクサ」

歩行中は脊柱管の狭窄が断続的に強まり神経や血管が圧迫されて痛み・しびれが頻発し間欠性跛行が多発

腰部脊柱管狭窄症《せきちゅうかんきょうさく》の患者さんの大半が経験する**「間欠性跛行《はこう》」**。安静時や歩きはじめは普通なのに、**しばらく歩くと下肢《かし》に痛み・しびれが現れてそれ以上歩きつづけることができなくなる症状**です。歩行中は**足を踏み出すときに腰椎《ようつい》（背骨の腰の部分）が反るため、脊柱管の狭窄が断続的に強まる**ことで症状が現れます。歩けば全身の血流がよくなるので症状が緩和されそうなものですが、実際は逆なのです。

間欠性跛行の出現は、正座をして足がしびれるのと似ています。正座を長時間するとふくらはぎで神経や血管が圧迫されます。すると、神経が直接締めつけられたり、血管の圧迫による血流不足から神経が酸素不足になったりして、足にジンジンとしたしびれを感じます。その後に足をくずすと血液が急に流れはじめ、神経を刺激してピリピリするような痛みも感じます。

脊柱管狭窄症の人の脊柱管内でも同じようなことが起きており、歩行中はこのような神経や血管の圧迫が断続的に強まるのです。

一方、**「脊柱管内の圧力＝硬膜《こうまく》外圧」**も姿勢により変化します（59ジペーのグラフ参照）。歩行中も、姿勢の変化や背骨周囲の筋肉の収縮・弛緩《しかん》によって、圧力は刻々と変化します。健康な人が歩くときも、脊柱管内で神経や血管への軽い圧迫と解放が起こりますが、血流がすぐに回復するため、神経症状が出ることはありません。

ところが、脊柱管狭窄症の人は、立っているだけでも、ただでさえ神経や血管が圧迫されています。そこに歩行の負荷がかかれば、神経が断続的に強く圧迫されると同時に、血管も締めつけられて血流が停滞します。そのため、歩行を続けるうちに、血流の回復がしだいに追いつかなくなり、酸素不足が起こって神経の機能が低下、痛みやしびれが現れ、歩きつづけられなくなります。これが間欠性跛行です。

正座で足がしびれたときは、足をくずして回復を図ります。これと同様に、**脊柱管狭窄症からくる間欠性跛行も、神経や血管への圧迫をゆるめることで回復**します。歩けなくなったとき、**腰を丸めてしばらく休むとまた歩けるようになる**のはそのためです。しかし、脊柱管内の圧力を上げない姿勢や体の動かし方を身につければ、間欠性跛行の根本的な改善が可能です。次ジペーから紹介する**4大狭窄体質別の1分ほぐし**で、痛み・しびれを感じることなく長く歩きつづけられる体を再び手に入れましょう。

❶反り腰正し 狭窄症の人は立位で反り腰が強まりしびれが頻発するため、しびれない骨盤の傾きを見つける「壁立ち骨盤ゆらし」で整えよ

もともと腰椎《ようつい》は自然に前弯《ぜんわん》（前にカーブ）してゆるやかに反っていますが、立位では上半身の重みがかかるため、反りが強まりがちです。腰椎が反ると脊柱管《せきちゆうかん》や椎間孔《ついかんこう》が狭まるため、脊柱管狭窄《きようさく》症の人は、下肢《かし》にしびれなどの坐《ざ》骨《こつ》神経痛が現れて立っていられなくなり、立ち仕事や歩行が難しくなることがあります。

中でも、腰椎を反らせるクセがある**反り腰体質**の人は、立つと腰の反りがより強まり、痛み・しびれの症状が頻発します。腰を丸めれば症状は和らぎますが、そうしなくても**骨盤の傾きを調整できれば、腰椎の反りがゆるめられ、症状が出にくくなったり、もし症状が現れてもその場で緩和させたりすることが可能になります。**

「壁立ち骨盤ゆらし」は、立位で腰椎が反りすぎないよう**骨盤の傾きを調整する1分ほぐし**です。いったん壁に頭・お尻《しり》・かかとをつけて立ち、**正しい姿勢を維持したまま骨盤を後傾させる**ことで、**しびれの出ない骨盤の傾きを見つける**ことができます。

❶反り腰正し

壁立ち骨盤ゆらし

1 壁に頭・お尻・かかとをつけて立つ。爪先は正面に向け、両足の間をこぶし１つ分あける。両手で腰骨をつかむ。

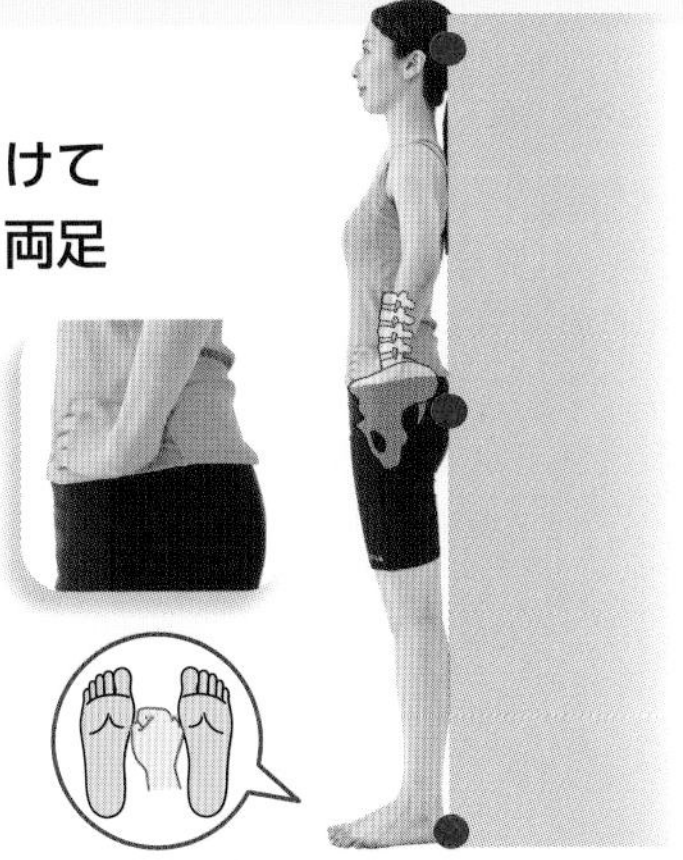

このとき、腰は反らさず丸めず、まっすぐに保つようにしましょう。

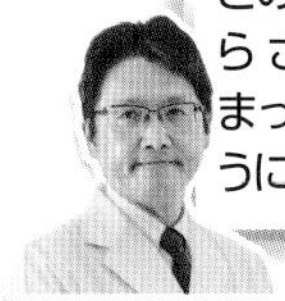

2 ゆっくり口から息を吐きながら、「1・2・3・4」と数え、骨盤の上部を後ろに倒す。すると腰椎が自然に丸まり、脊柱管の狭窄がゆるむ。

3 ゆっくり鼻から息を吸いながら、「1・2・3・4」と数え、❶の姿勢に戻る。

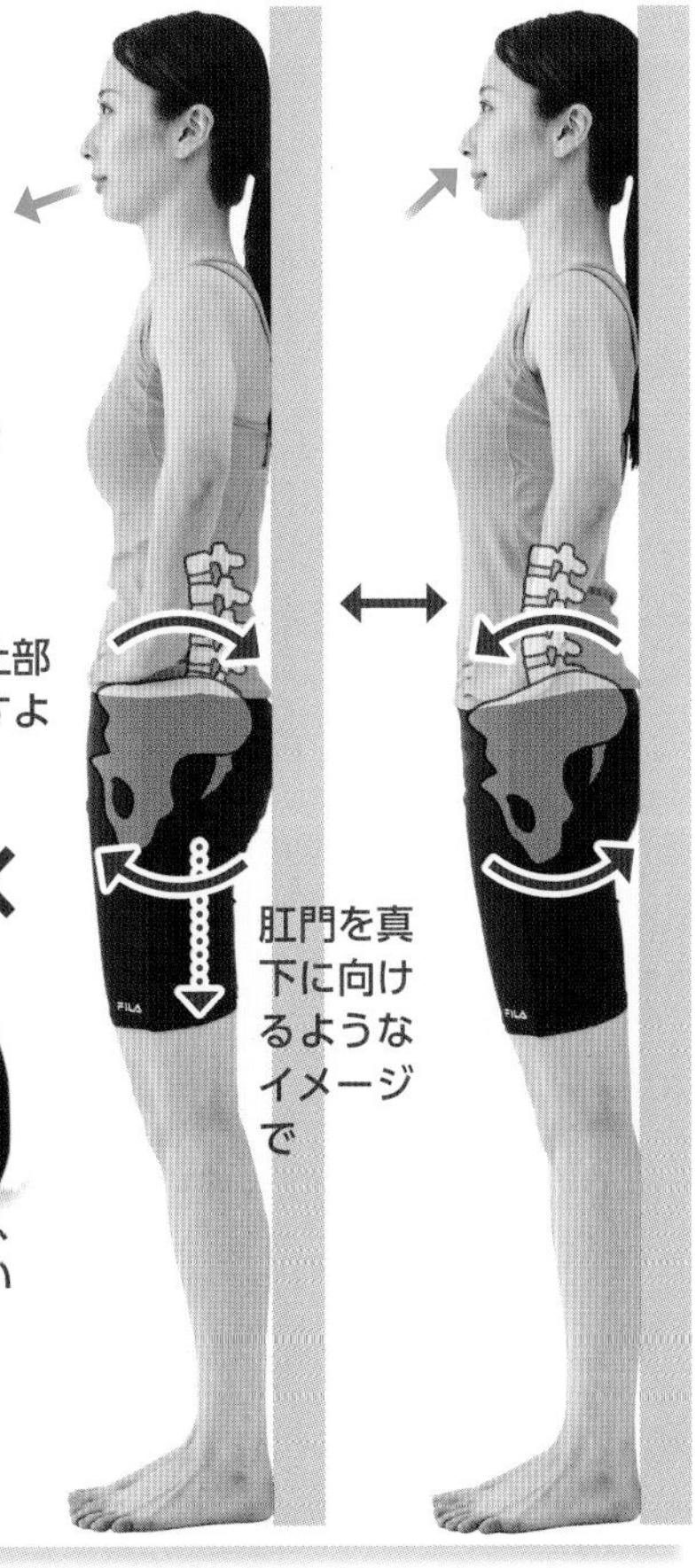
手で骨盤の上部を後ろに倒すようにする
肛門を真下に向けるようなイメージで

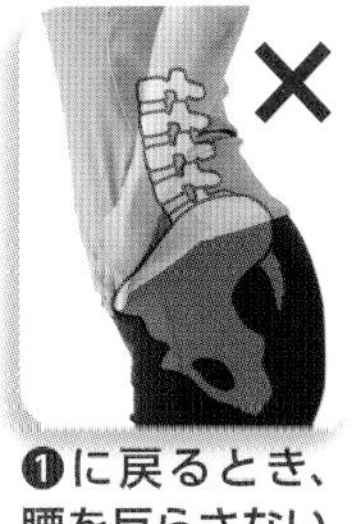

❶に戻るとき、腰を反らさないよう注意

❷～❸を休憩を挟みながら5～6回行って1セット 約**1**分

1日2~3セットが目安

1 反り腰正し

壁を背にして立ち前屈するだけで脊柱管や椎間孔が広がり長く歩ける「壁立ちおじぎ」

骨盤を後傾させると腰椎《ようつい》の反りが弱まり、脊柱管《せきちゅうかん》や椎間孔《ついかんこう》が広がって、脊柱管狭窄《きょうさく》症による痛み・しびれの症状を和らげることができます。ところが、腰椎を反らせるのがクセになっている反り腰体質の人は、骨盤を後傾させるのが苦手です。腰椎と骨盤は連動するので、骨盤を後傾させるのが苦手＝腰椎を丸めるのが苦手ともいえます。骨盤を後傾させるコツをつかむことは大切ですが、**骨盤を動かす代わりに腰椎を丸めて、脊柱管を広げる1分ほぐし**を試してみましょう。

「壁立ちおじぎ」は、いったん壁に頭・お尻《しり》・かかとをつけて立ち、正しい姿勢を記憶したうえで、首↓胸↓腰の順に、背骨を一つ一つ動かし、おじぎをするように背骨全体を丸めていくだけの、簡単な1分ほぐしです。間欠性跛行《はこう》が現れたときに行えば、脊柱管や椎間孔が広がってその場で症状が和らぎ、また歩きだすことができます。毎日の習慣にすれば自然に反り腰のクセが正され、続けて歩ける距離も延びるでしょう。

❶反り腰正し

壁立ちおじぎ

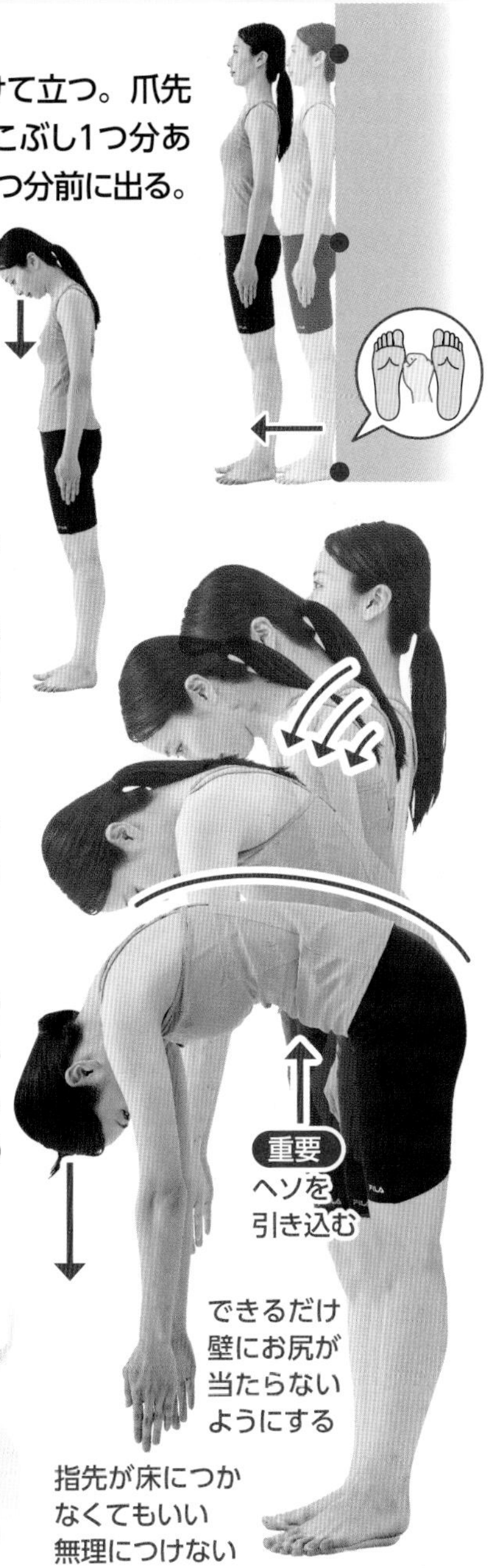
重要
ヘソを
引き込む
できるだけ
壁にお尻が
当たらない
ようにする
指先が床につか
なくてもいい
無理につけない

1 壁に頭・お尻・かかとをつけて立つ。爪先は正面に向け、両足の間をこぶし1つ分あける。その姿勢のまま、足１つ分前に出る。

2 口から息を細く吐きながら、あごを胸に近づけ、鼻の先をヘソに向けるつもりで、顔を下に向ける。

3 口から息を細く吐きながら肩の力を抜いて腕を垂らし、椎骨を一つ一つ上から順番に動かし、首→胸→腰の順にゆっくり曲げていく。

4 頭のてっぺんが床に向くくらいまで背中を丸めたら、ゆっくりと2〜３回呼吸する。

5 口から息を吐きながら椎骨を下から順に一つ一つ動かし、腰→背中→首の順にゆっくりと体を起こしていき、❶の姿勢に戻る。

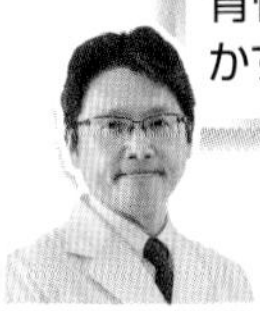

背骨の椎骨を一つ一つ順に動かすイメージで行いましょう。

1日
2〜3セット
が目安

❷〜❺を
2〜3回行って
1セット
約1分

❷ 体幹強化 足腰の筋力強化と体幹のバランス強化が一挙にできしっかり歩く力が強まる「らくらくスクワット」＋「爪先立ち&爪先上げ」

脊柱管狭窄症《せきちゅうかんきょうさくしょう》で足腰に痛み・しびれや間欠性跛行《はこう》があると、外出先で歩けなくなったらと不安を感じて、引きこもりがちになる人もいます。特に体幹（胴体）が弱く姿勢が安定しない体幹不安定体質の人は、歩くときに姿勢が安定せず、足腰の筋肉まで弱ってふらつくこともあり、歩行に自信を持てない人も多いでしょう。

体幹深部筋を働かせて姿勢を安定させ、体をバランスよく前に運ぶための足腰の筋肉を強化し、しっかりと歩く力をつけましょう。筋トレの代名詞ともいえる本格的なスクワットはきついものですが、**「らくらくスクワット」**なら、筋力が衰えていてもらくに行え、しかも、クッションを挟むことで内ももの筋肉まで鍛えられる、下半身強化の効果抜群の1分ほぐしです。**「爪先立ち」**も、イスを支えにかかとと爪先を上げ下げするだけの簡単さですが、ふくらはぎやすねの筋肉を強化し、足をしっかり上げられるようになるので、**つまずいたりふらついたりせずに歩く力が強まります。**

❷体幹強化　らくらくスクワット

1 ひざの間にクッションを挟んで立つ。両足の間をこぶし１つ分あけ、両手で腰骨をつかむ。

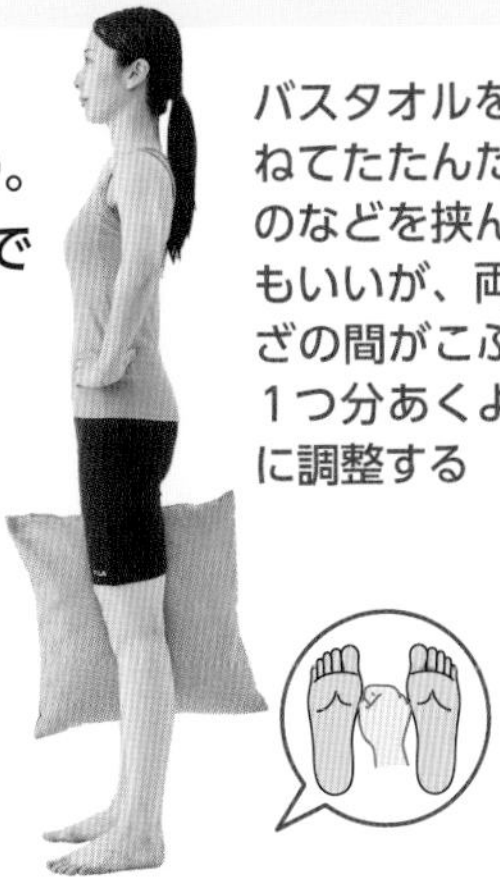
ふらつくのが不安な場合は、壁に沿って立つ
バスタオルを重ねてたたんだものなどを挟んでもいいが、両ひざの間がこぶし１つ分あくように調整する

2 口から息を吐きながら、両ひざでクッションをつぶすように力を入れて、イスに腰かけるときのように、３～４秒かけてお尻を下ろしていく。

3 できるところまでお尻を下ろしたところで、鼻から息を吸う。

4 口から息を吐きながら３～４秒かけてひざを伸ばし、❶の姿勢に戻る。

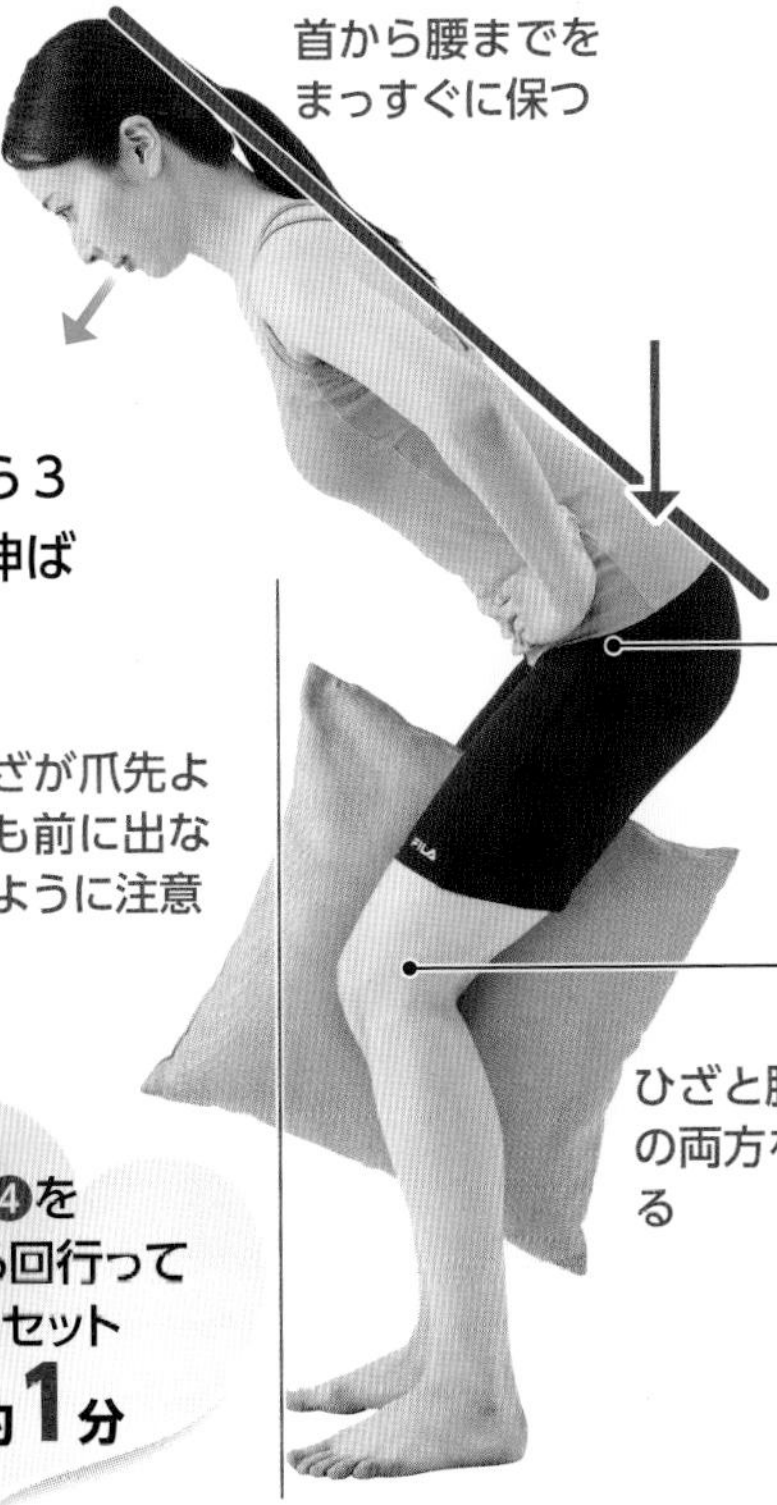
首から腰までをまっすぐに保つ
ひざが爪先よりも前に出ないように注意
ひざと股関節の両方を曲げる

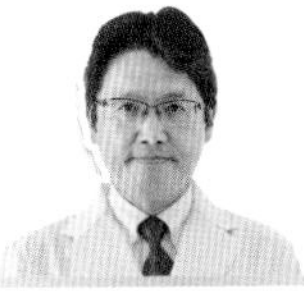

少しお尻を下ろすだけでも効果があります。無理をせず自分のペースで行いましょう。

❷～❹を5～6回行って1セット 約1分

1日2～3セットが目安

❷体幹強化　爪先立ち&爪先上げ

1 イスの背など、安定したもので体を支えて立つ。爪先を正面に向けて、両足の間をこぶし１つ分あける。

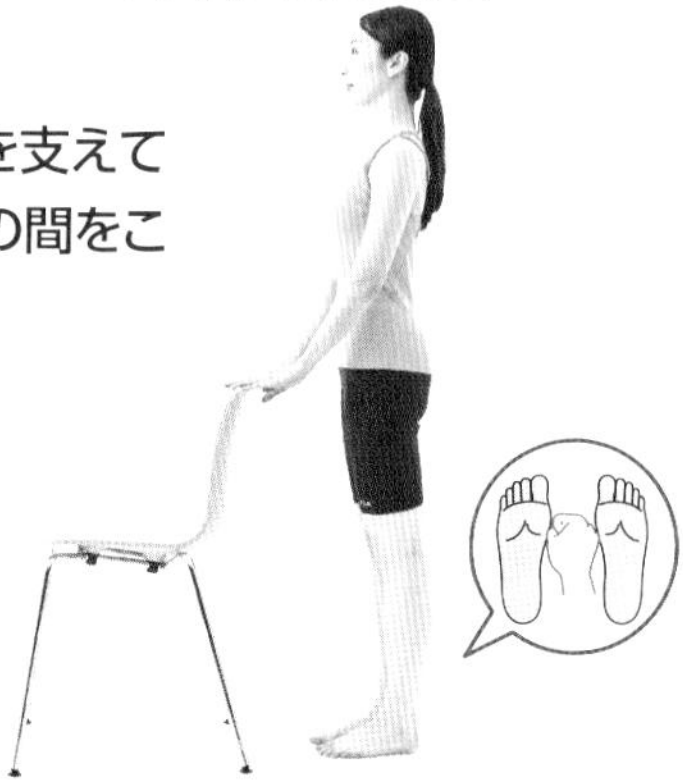

2 鼻から息を吸いながらゆっくり「1・2・3・4」と数えてかかとを上げ、足指だけで立つ。

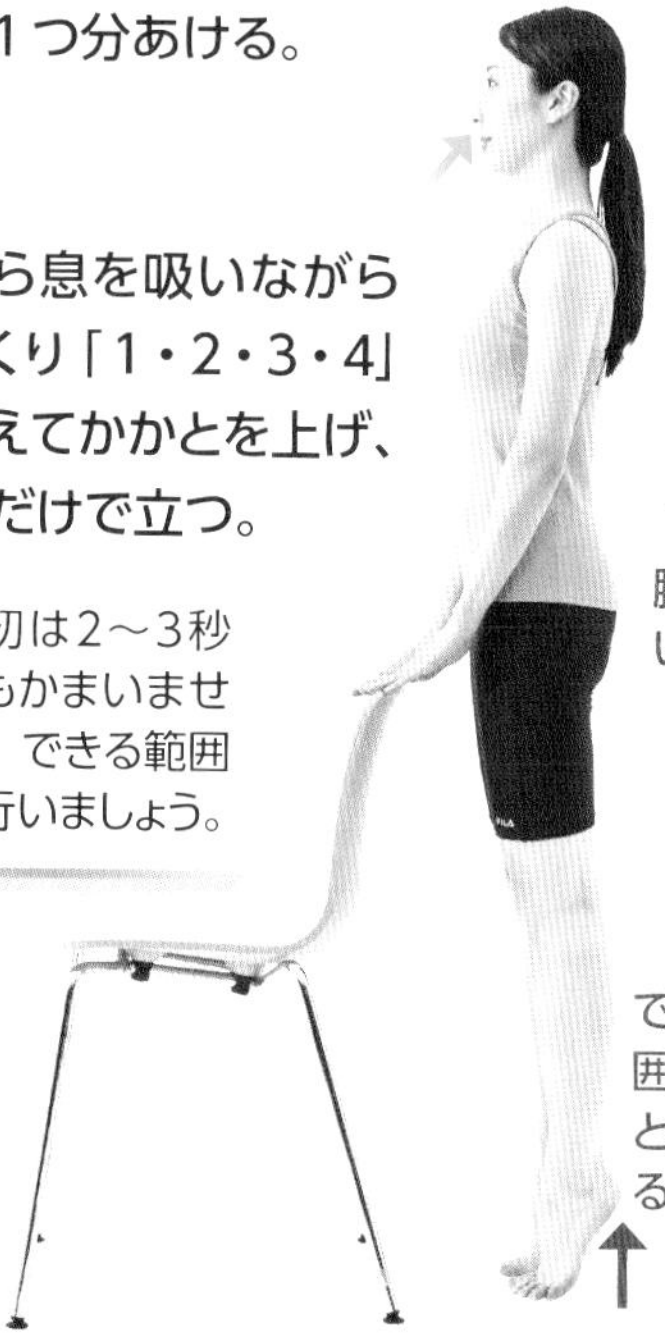

腰を反らさないよう注意

できる範囲でかかとを上げる

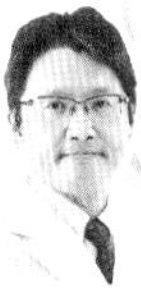

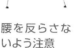

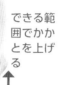

最初は2～3秒でもかまいません。できる範囲で行いましょう。

3 口から息を吐きながらゆっくり「1・2・3・4」と数えてかかとをゆっくり下ろし、続いて鼻から息を吸いながらゆっくり「1・2・3・4」と数えて爪先を上げる。

4 口から息を吐きながらゆっくり「1・2・3・4」と数えて爪先をゆっくり下ろし、❶の姿勢に戻る。

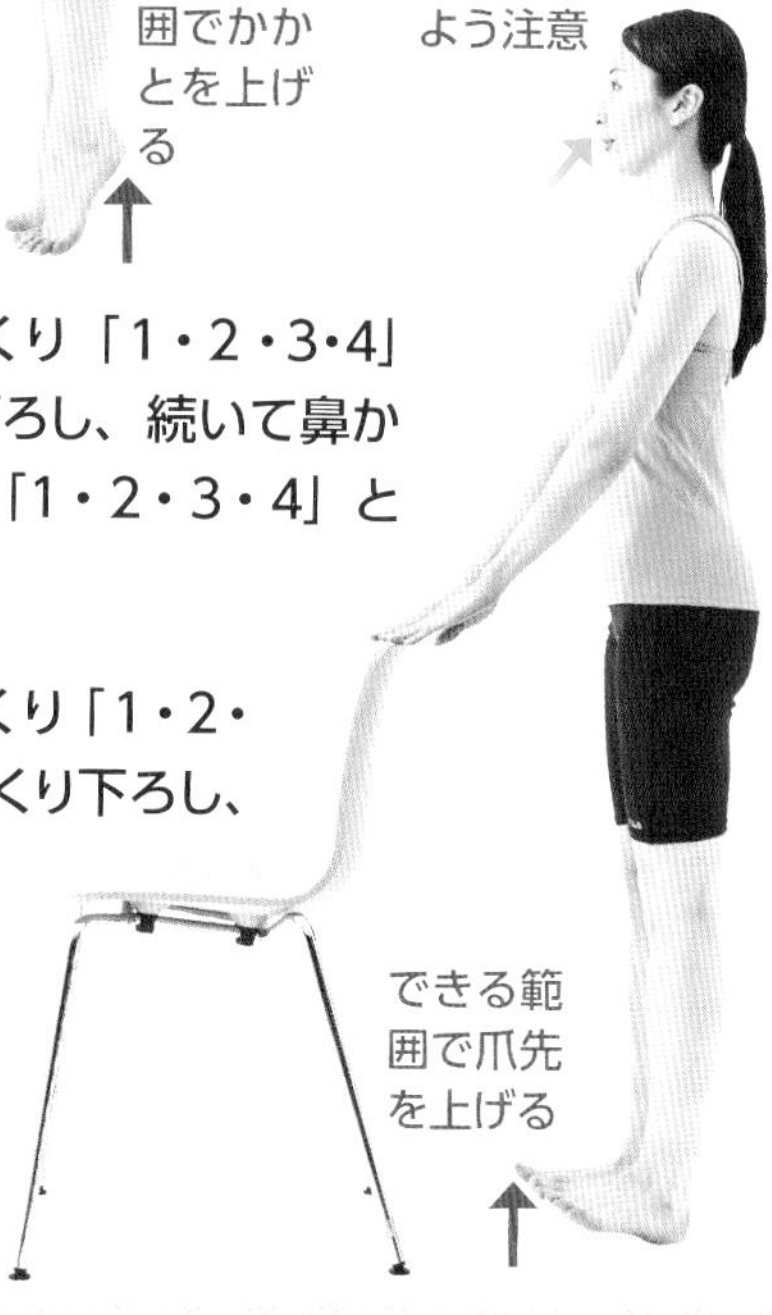

背中が丸まらないよう注意

できる範囲で爪先を上げる

❷～❹を休憩を挟みながら5～6回行って1セット
約**1**分

1日2～3セットが目安

③胸椎可動性向上 柳のように柔軟な胸椎を作り腰椎の負担を減らして腰痛・坐骨神経痛を改善する「背中3Dストレッチ」

胸椎《きょうつい》（背骨の胸の部分）硬直体質の人は、腰椎《ようつい》ばかりを曲げ伸ばしして動かすことになり、負担が増大します。柳のようにしなやかな胸椎なら、腰椎に負担を集中させることなく立ち歩くことができ、腰痛や坐骨《ざこつ》神経痛も改善することができます。

「背中3D《スリーディー》ストレッチ」は、胸椎を「横方向」「後ろ方向」「水平方向」の3方向に動かして柔軟にする1分ほぐしです。背中や胸を気持ちよく伸ばして、胸椎を柔軟に動かせるようにし、腰椎の負担を減らしましょう。また、胸椎が硬いと後弯《こうわん》（後ろにカーブ）が強くなり、背中が曲がった前かがみのねこ背姿勢になりがちです。背中3Dストレッチを行えば、**ねこ背の改善も期待**できます。

さらに、胸椎と肋骨《ろっこつ》で形成される胸郭《きょうかく》には、肺や心臓といった重要な臓器が収まっています。胸椎を柔軟に動かすことで胸を広げると**心肺機能が高まり、脊柱管狭窄《せきちゅうかんきょうさく》でも締めつけられている神経にも酸素や栄養が行き渡り、症状の軽減が期待できます。**

❸胸椎可動性向上

背中3Dストレッチ

1 胸椎曲げ

❶爪先を正面に向け、両足の間をこぶし1つ分あけて立つ。
❷鼻から息を吸いながら両腕を上に上げ、手のひらを合わせる。
❸口から息を吐きながら、4秒かけて首→胸の順に体を右へ曲げる。
❹鼻から息を吸いながら、4秒かけて胸→首の順に❶の姿勢に戻る。
❺左側も同様に行う。

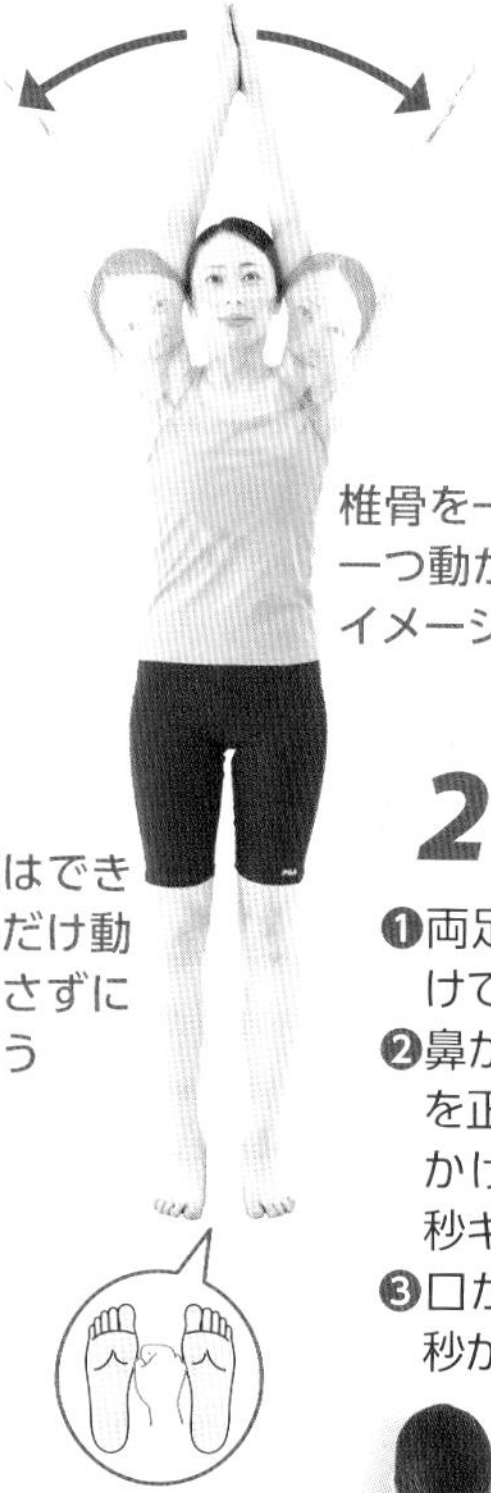
椎骨を一つ一つ動かすイメージで
腰はできるだけ動かさずに行う

2 胸椎反らし

❶両足の間をこぶし1つ分あけて立ち、片足を引く。
❷鼻から息を吸いながら両手を正面斜め上に上げ、4秒かけて胸を反らせる。10秒キープ。
❸口から息を吐きながら、4秒かけて❶の姿勢に戻る。

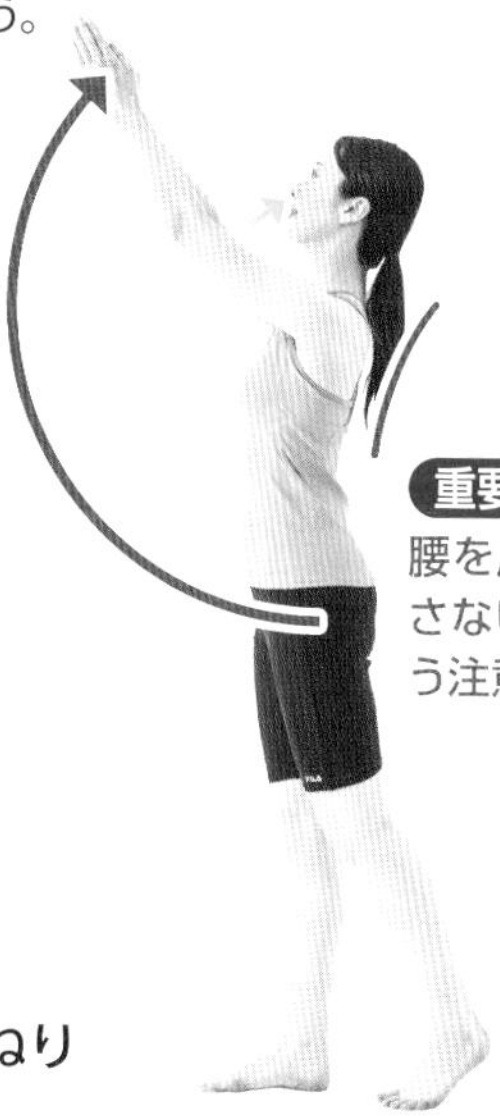
重要
腰を反らさないよう注意

3 胸椎ひねり

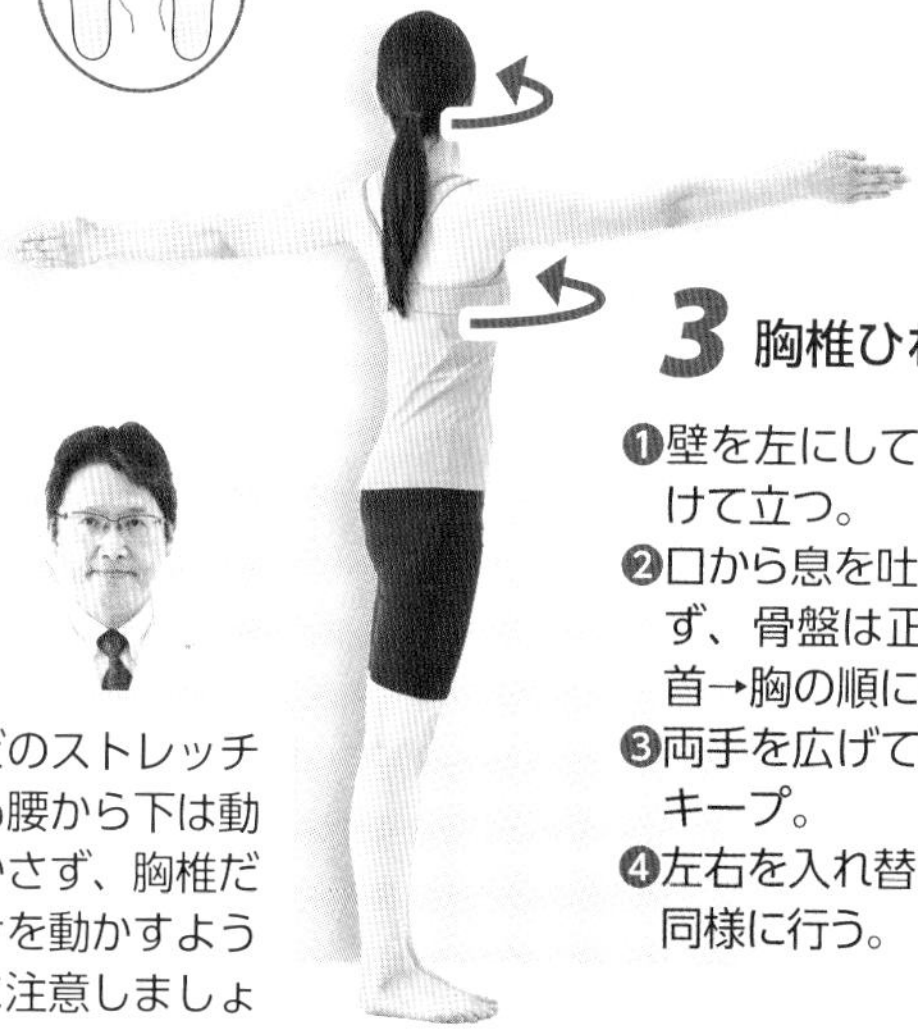

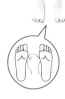

❶壁を左にして、両足の間をこぶし1つ分あけて立つ。
❷口から息を吐きながら、腰から下を動かさず、骨盤は正面を向けたまま、ゆっくりと首→胸の順に体をねじって壁のほうを向く。
❸両手を広げて壁に当て、自然呼吸で10秒キープ。
❹左右を入れ替えて同様に行う。

どのストレッチも腰から下は動かさず、胸椎だけを動かすように注意しましょう。

1日
2～3セットが目安

❶❷❸を1分ずつ行ってもいい

❶～❸を続けて行って1セット
約1分

④股関節可動性向上 股関節を柔軟にして腰椎の負担が減り歩行中の体軸バランスも整い長く歩ける「バランスフラミンゴエクサ」「太ももつけ根伸ばし」

股関《こ》節が硬い**股関節硬直体質**の人は、歩くときに股関節が十分伸びないまま上体を起こすため、腰が反って腰椎《ようつい》後方の椎間関節《ついかんかんせつ》に負担がかかり、下肢《かし》の痛み・しびれを招きます。そこで痛みをさけようとして無意識に前傾姿勢になり、ひざが曲がって、足の蹴《け》り出しが小さく歩幅の狭い、ひざ下だけで歩く歩き方になってしまいます。

この歩き方では体の軸が前に倒れるため、今度は腰椎前方の椎間板を圧迫してしまいます。ひざにも負担がかかるほか、ひざ下歩きだと爪先が十分に上がらないため、わずかな段差でもつまずきやすく、転倒の危険性も高まります。

1分ほぐし「バランスフラミンゴエクサ」で、股関節がスムーズに動くようにし、歩行時に足をしっかり持ち上げ、力強く蹴り出す力をつけましょう。**「太ももつけ根伸ばし」**で股関節の可動域を広げ、歩行時の体軸バランスを整えれば、腰椎への負担が減って下肢の痛み・しびれが軽減し、長く歩くことが可能になります。

❹股関節可動性向上 バランスフラミンゴエクサ

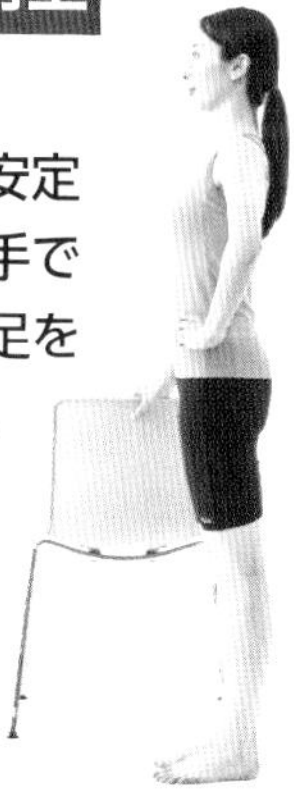

1 イスの背など安定したものに右手でつかまり、両足をそろえて立つ。

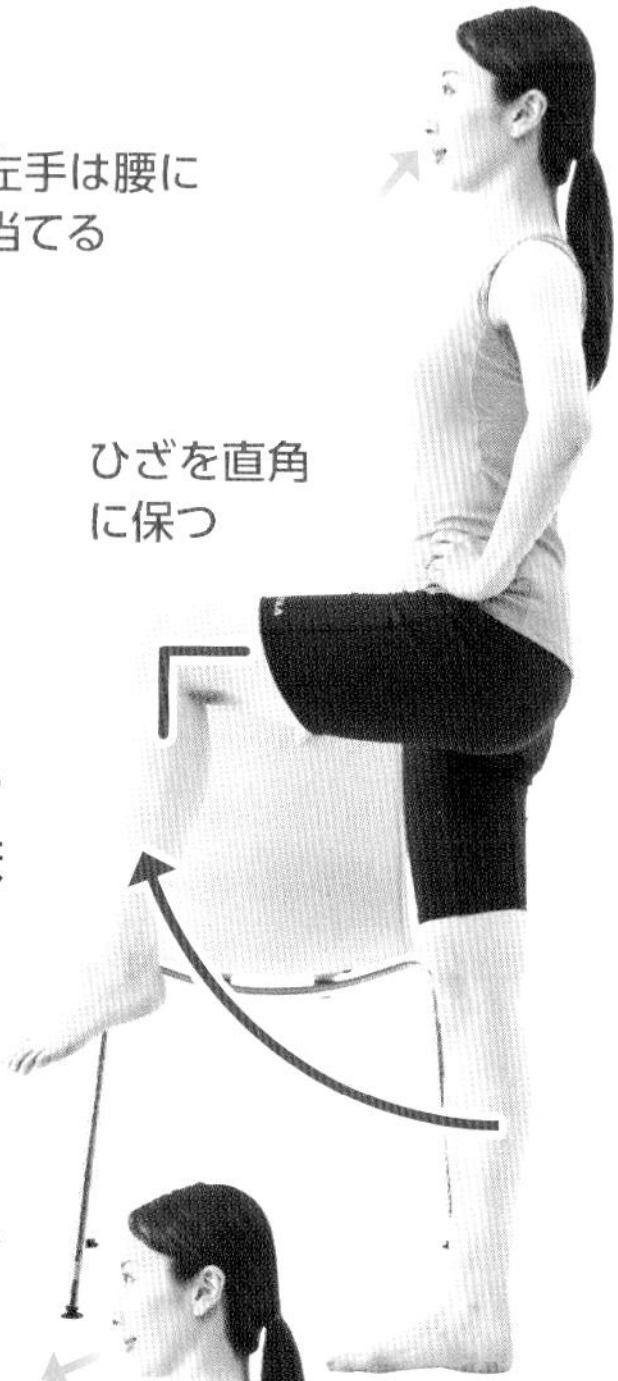

左手は腰に当てる
ひざを直角に保つ

2 鼻から息を吸いながらゆっくり「1・2・3・4」と数えて、左足を太ももと床が平行になるくらいまで持ち上げる。

3 口から息を吐きながらゆっくり「1・2・3・4」と数えて、ひざを直角に曲げたまま、腰が反らない範囲で左足を後ろに上げる。

❷～❸を
左右3回ずつ
行って1セット
約**1**分

1日
2～3セット
が目安

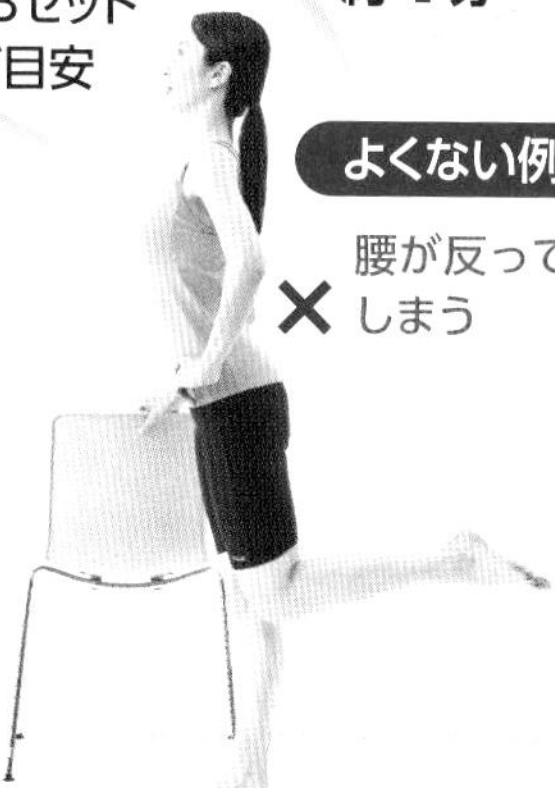

よくない例
✕ 腰が反ってしまう

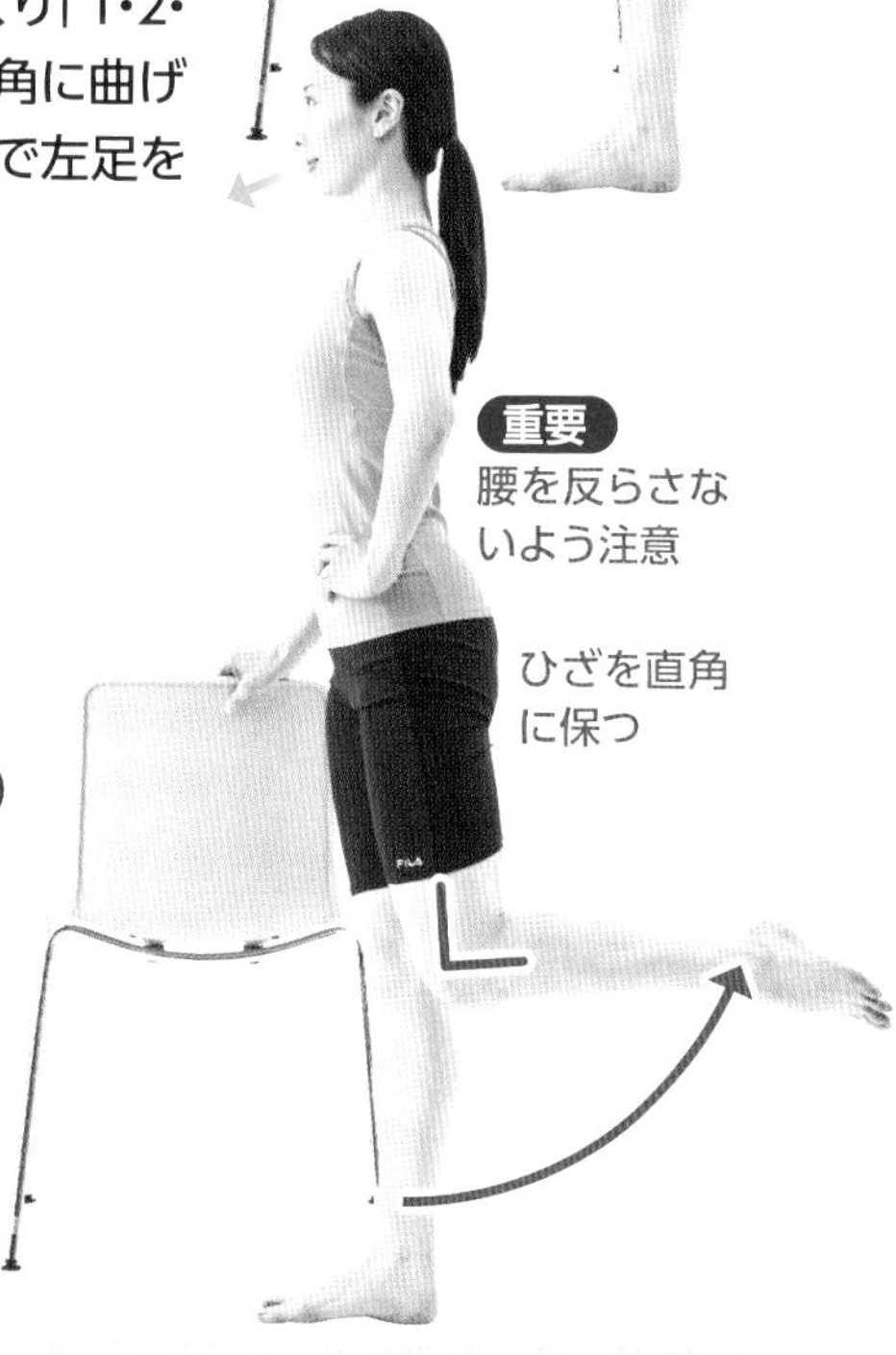

重要
腰を反らさないよう注意
ひざを直角に保つ

④股関節可動性向上 太ももつけ根伸ばし

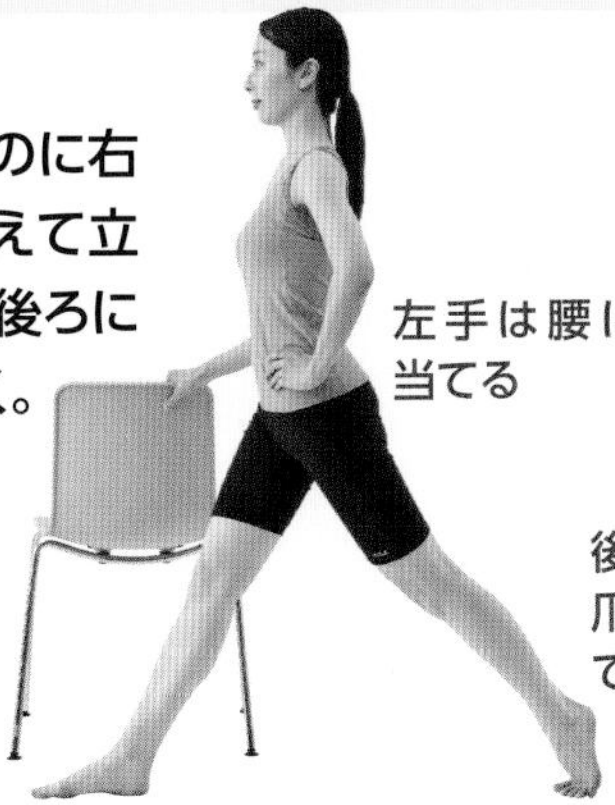
左手は腰に当てる
後ろ足は爪先を立てる

1 イスの背など安定したものに右手でつかまり、足をそろえて立つ。右足を前に、左足を後ろに出して、大きく前後に開く。

2 口から息を吐きながらゆっくり「1・2・3・4」と数えて、ひざを曲げ、腰を下に下ろしていく。左足のつけ根をしっかり伸ばす。

3 鼻から息を吸いながら、ゆっくり「1・2・3・4」と数えて、❶の姿勢に戻る。

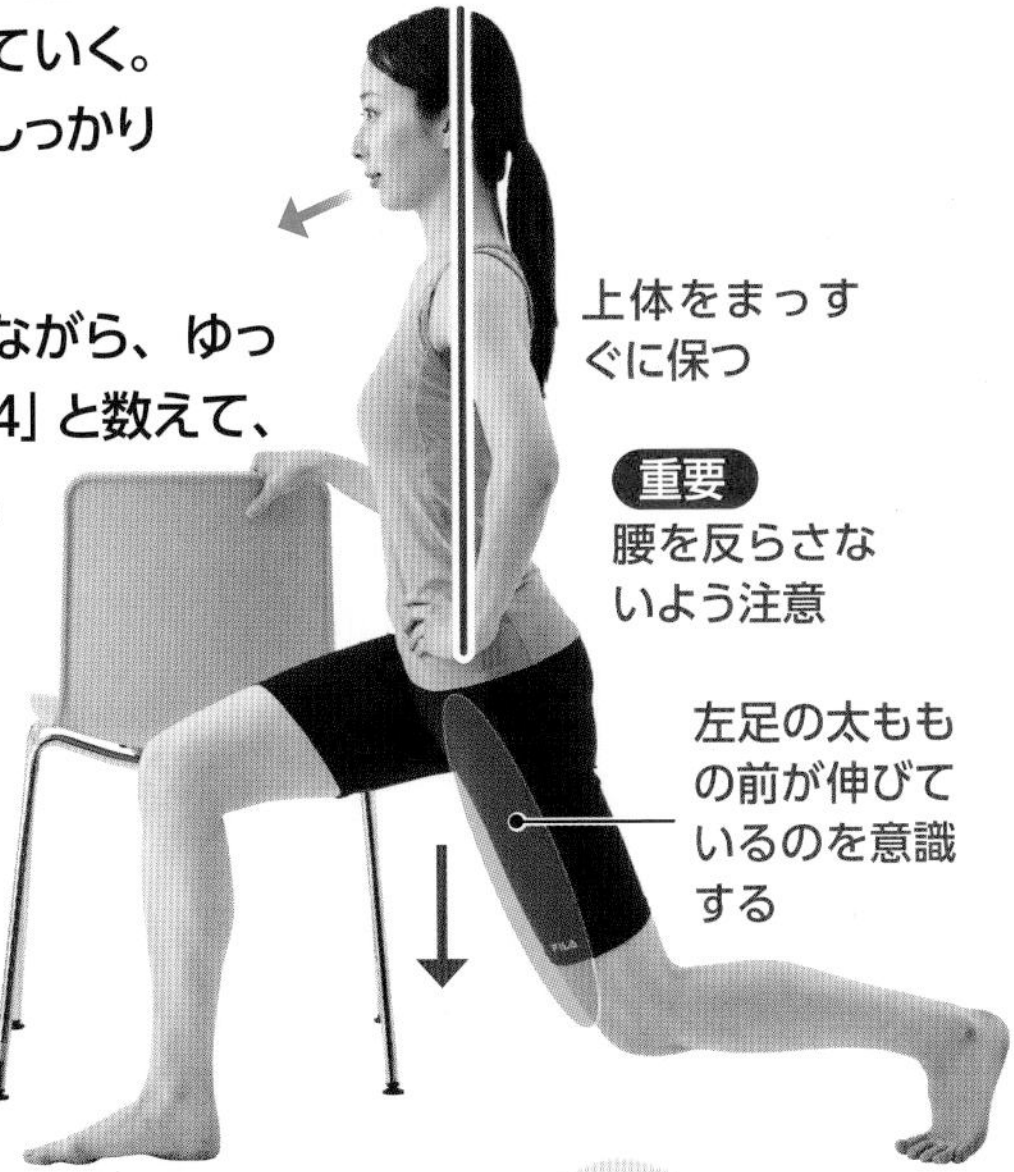
上体をまっすぐに保つ
重要
腰を反らさないよう注意
左足の太ももの前が伸びているのを意識する

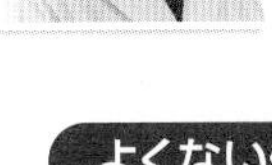

腰を下ろすときは無理をせず、できるところまでにしましょう。

よくない例

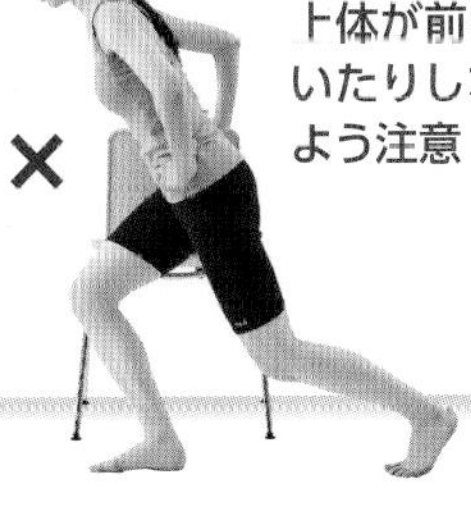
×

ひざを前に突き出したり、上体が前に傾いたりしないよう注意

❷〜❸を
左右3回ずつ
行って1セット
約**1**分

1日
2〜3セット
が目安

コラム 運動療法のコツは「らくな運動から始める」「自分の狭窄体質を見極める」「改善を感じられる運動を続ける」

運動療法といっても、何から始めればいいのかわからないという人がいるかもしれません。そんなときは、**「らくそうな運動をやる」**のがコツです。それまで運動習慣のなかった人は特に、「運動」と聞いただけでハードルが高く感じられるものだからです。

例えば、準備運動として紹介した1分ほぐし「つむじ・尾骨離し呼吸」（66㌻）は、らくな運動の代表です。「なんだ、呼吸するだけじゃないか」と思うかもしれませんが、正しく行えば、椎間を広げて椎骨のゆがみを正す効果は絶大です。起床時に寝たまま布団の上で行えば、着替えも準備も必要ありません。文字どおり「朝飯前」にできます。

そのほかの1分ほぐしを見ても、どれが自分に合っているかわからない人は、**自分はどの狭窄体質（64㌻参照）に当てはまるか**を、よく考えてみましょう。その過程で自分のこれまでの生活習慣や体の使い方を振り返れば、正すべきはどこかがおのずとわかってくるはずです。

自分の狭窄体質はこれだと思って該当する運動をやってみたが、今一つ効果がわからないという人は、違う体質の1分ほぐしから「これならできそうだ」と思うものを選び、日替わりでやってみましょう。**実際に体を動かして試すうちに、改善を実感できるものが見つかれば、それを継続してやっていけばいい**のです。

そして何より、運動を続けていくうえで大切なことは、自分の体の声を聞くことです。「背中が伸びて呼吸がらくになった」「腰の重苦しさが少し軽くなった」「歩きやすくなった」といった、ちょっとしたことでかまいません。何か「いい感じ」を見つけたら、しばらくその運動を続けてみましょう。いい感じを実感できると、しだいに運動が楽しみになり、ずっと続けていくことができるでしょう。

「腰部脊柱管狭窄症ガイドライン2021」でも、運動療法は痛みの緩和やQOL（生活の質）・ADL（日常生活に必要な動作）の改善効果が期待でき、メリットがあるとして、運動療法を行うことを提案しています。ぜひ体を動かす習慣を身につけ、痛みのない体づくりをめざしましょう。

第10章——知らずに後悔しない！最適な治療を選ぶ新情報

刻々と変化する
脊柱管狭窄症の新常識
「最新治療&最新手術」

血管を広げるリマプロスト、神経痛を和らげるミロガバリン・プレガバリンなど

「脊柱管狭窄症の薬」の効果と副作用

腰部脊柱管狭窄症《せきちゅうかんきょうさく》そのものを根本的に治せる特効薬は、残念ながら、まだありません。したがって、脊柱管狭窄症の薬物療法の目的は、つらい痛みやしびれなどの症状を軽くして日常生活をらくに送れるようにすることと、痛みをコントロールしながら運動療法を無理なく行えるようにすることです。脊柱管狭窄症の薬物療法は、患者さんの症状に合わせ、**NSAIDs**《エヌセイズ》（非ステロイド性消炎鎮痛薬）などの**鎮痛薬**にほかの薬剤を組み合わせて処方するのが一般的です。例えば血管を拡張して血流をよくする**血管拡張薬**や、痛みでこり固まった筋肉をゆるめる**筋弛**《きんし》**緩薬**《かんやく》などを併用します。

馬尾《ばび》型・混合型（48ページ参照）の軽度から中等度の間欠性跛行《はこう》（こま切れにしか歩けなくなる症状）にも効果がある**血管拡張薬（リマプロスト）**、脳に痛みを伝える末梢《まっしょう》神経に作用して神経痛を和らげる**ミロガバリン・プレガバリン**も、脊柱管狭窄症の治療によく用いられています。

脊柱管狭窄症の治療に用いられる主な薬

分類		一般名	製品名	特徴・副作用
鎮痛薬	NSAIDs（非ステロイド性消炎鎮痛薬）	ロキソプロフェン	ロキソニン	発痛物質（プロスタグランジン）の生成にかかわる酵素の働きを抑制し、炎症を抑える。日本で最もよく用いられている鎮痛薬 副作用 胃腸障害、腎障害など
		ジクロフェナクNa	ボルタレン	
		セレコキシブ	セレコックス	
		エトドラク	オステラック ハイペン	
	アセトアミノフェン	アセトアミノフェン	カロナールなど	古くから用いられている鎮痛薬 副作用 吐きけ、食欲不振など
	オピオイド系鎮痛薬	トラマドール	トラマール ワントラム ツートラム	脳や脊髄に作用して痛みの信号を伝えにくくする。通常の鎮痛薬が効かない強い痛みに用いる 副作用 頭痛、眠け、めまい、吐きけ、口渇、むくみなど
	末梢神経障害性疼痛治療薬	プレガバリン	リリカ	脳に痛みを伝える神経が障害されて起こるビリビリ、ジンジンと感じられる痛み・しびれに効果 副作用 めまい、眠け、むくみ、食欲不振など
		ミロガバリン	タリージェ	
	鎮痛補助薬 抗うつ薬	デュロキセチン	サインバルタ	脳の働きに作用して痛みを強く感じるマイナスの感情を抑え、慢性化した痛みを抑える 副作用 下痢、眠け、頭痛、めまい、口渇、便秘など
血管拡張薬	プロスタグランジンE_1誘導体製剤	リマプロスト	オパルモン プロレナール など	血管壁の筋肉をゆるめて強力な血管拡張作用、血流増加作用を現す。血小板凝集抑制作用により血流を改善し、傷んだ神経の回復を図る。馬尾型・混合型に効果。軽度～中等度の間欠性跛行に効果 副作用 下痢、吐きけ、肝機能異常など
筋弛緩薬		チザニジン	テルネリン	中枢神経に働きかけて脳からの指令を抑え、痛みによる反射でこわばった筋肉の緊張を和らげ、痛みを緩和する 副作用 眠け、口渇、めまい、頭痛、胃腸障害、発疹など
		クロルフェネシンカルバミン酸エステル	リンラキサー	
		エペリゾン	ミオナール	

従来の物理療法に加え理学療法士など運動の専門家が指導する運動療法で症状をコントロールするのが重要

リハビリテーション*（以下リハビリ）とは「心身に障害を受けた人が、肉体的・精神的・社会的に再びその人らしく生活を送れるようになること」を指し、医療機関で行う運動療法は、リハビリの手段の1つである理学療法に含まれます。理学療法は、保存療法（手術以外の治療法）のうち薬物療法や神経ブロック注射以外の治療法の一部に当たります。医療機関で行う脊柱管狭窄症《せきちゅうかんきょうさく》のリハビリには、物理的な手段を用いる**物理療法**と**運動療法**があります。物理療法とは、次のようなものです。

●**装具療法**……医療用のコルセットを装着して腰椎《ようつい》（背骨の腰の部分）の可動域を制限し、動きに伴う痛みを防ぐ。ほかの部位は動かせるので、胸椎（背骨の胸の部分）や股《こ》関節を柔軟に動かせるようにするための運動が行える。また、体幹の深部にある筋肉を鍛える運動（86ページ、１０４ページ参照）も、痛みなく行うことができる。

●**温熱療法**……患部にホットパック（医療用のあんか）を当てたり赤外線を照射した

＊リハビリテーション＝rehabilitationは、「re（再び）＋habilis（適した、ふさわしい）」というラテン語が語源で、「再びふさわしい状態になる」ことを意味する。

りして温め、筋肉のこりをほぐし、血流をよくする。痛みが和らいで気持ちよさが味わえ、リラックスできるなどのメリットがあるが、効果は一時的。基本的には、体を柔軟にして動かしやすくする、運動療法の補助的な手段と考える。

●**超音波療法[*1]・TENS[*2]・牽引《けんいん》療法**……患部に超音波を当てる超音波療法、低周波の電気刺激を与えるTENSは、それらの刺激で筋肉のこりをほぐし、血流をよくして症状軽減を図る治療法。牽引療法は専用の牽引器で脊椎《せきつい》を引き伸ばし、靭帯《じんたい》や筋肉をゆるめて神経の圧迫を和らげるとされる治療法。いずれも治療効果は十分な科学的根拠が乏しいとされており、効果が感じられれば続けてもいいが、1～2ヵ月試して改善が実感できなければ運動療法などほかの方法に切り替えたほうがいい。

かつて脊柱管狭窄症のリハビリといえば、ほぼ物理療法のことを指していましたが、「腰部脊柱管狭窄症診療ガイドライン2021」でも運動療法をすすめているように、現在は大きく変貌し、**自分で体を動かすリハビリである運動療法が主流**になってきています。ただ、リハビリの専門科がある医療機関でも物理療法ばかりに偏っている場合があるので、**運動療法に熱心な医療機関**を探し、医師や理学療法士から指導を受け、症状をコントロールするといいでしょう。そのうえで、本書を参考に、無理のない範囲で気持ちよく体を動かすことから始めましょう。

＊1 超音波：人の耳には聞こえないほど高い周波数の音波。
＊2 TENS: Transcutaneous Electrical Nerve Stimulation＝経皮的末梢神経電気刺激療法。

神経ブロック注射は単に痛みを消すだけでなく、原因部位を見つける確定診断にも活用され診断技術が向上

神経ブロック注射は、痛みを感じている神経の近くに局所麻酔薬や、局所麻酔薬と消炎効果のあるステロイド薬を混合した薬剤を注射し、痛みの信号が脳へ伝わるのをブロック（遮断《しゃだん》）して痛みを消す治療法で、局所の炎症の鎮静効果も期待できます。

腰椎《ようつい》の患部の感覚神経に直接麻酔をかけるので、即効性が期待できます。痛みで縮こまっていた筋肉がゆるんで血管が広がり、血流が増えて、薬の効果が切れた後も痛みが以前より軽くなり、病状によっては痛みが完治することもあります。

神経ブロックによる治療は、脊柱管狭窄症《せきちゅうかんきょうさく》の重症度がポイントです。神経根が圧迫されて下肢《かし》に痛みが現れているような軽度の場合は、原因部位を特定して注射すれば痛みがてきめんに軽減します。これを利用して、**痛みを発している部位を特定する確定診断の検査目的で用いる**こともあり、診断技術の向上に役立てられています。

硬膜外ブロックも、狭窄が軽度であれば、薬が硬膜外の空間を通じて腰部の広い範

ブロック注射とは

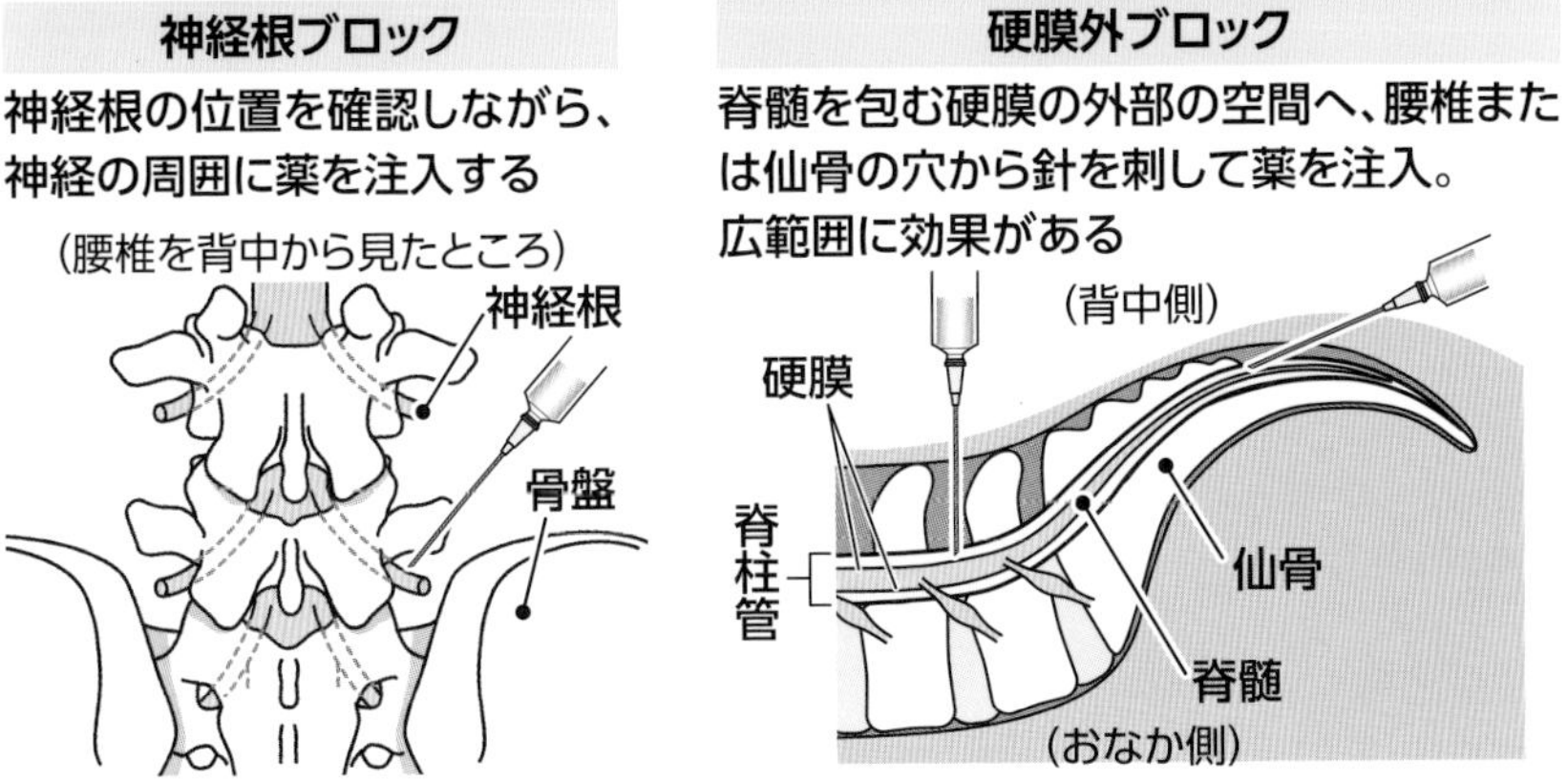
神経根ブロック
神経根の位置を確認しながら、
神経の周囲に薬を注入する
（腰椎を背中から見たところ）
神経根
骨盤
硬膜外ブロック
脊髄を包む硬膜の外部の空間へ、腰椎または仙骨の穴から針を刺して薬を注入。
広範囲に効果がある
（背中側）
硬膜
脊柱管
仙骨
脊髄
（おなか側）

囲に広がるため有効です。しかし、狭窄が重症になると硬膜外も狭まり、薬が広がりにくくなるため、効果が出にくくなります。

「腰部脊柱管狭窄症診療ガイドライン２０２１」では、注射後１～２週間は鎮痛やＱＯＬ（生活の質）の改善に役立つとしながらも、効果は短期間にとどまる可能性が指摘され、また、局所麻酔薬とステロイド薬を混合した薬剤を長期間使用した場合、ステロイドによる副作用の可能性も否定できないとしています。長期間の使用をさけるためにも、原因部位や重症度を正確に特定することが重要です。

私は、鎮痛薬の内服や外用で十分な効果がない場合や、我慢できないほどの強い痛みで生活に支障が出ている場合には、神経ブロックによる治療を推奨しています。**神経ブロックで痛みが軽減したら運動療法を始め、注射に頼らなくても痛みが出ない体の使い方を身につけて、それ以上の進行を防ぎましょう。**

排尿・排便障害、マヒがある、保存療法を数ヵ月試しても改善せず生活に大きな支障があれば手術を検討

患者さんが希望しない治療を、医師が独断で行うことはできません。したがって、脊柱管狭窄《せきちゅうかんきょうさく》症の手術を選択するかどうかも、基本的に患者さんの意向が優先されます。ただ、手術を選択するときのタイミングには、病状によって次のような3段階があります。医師と相談しながら患者さん本人がよく考えて判断することが重要です。

❶**本人の希望で手術を検討する段階**……薬物療法や運動療法などの保存療法を3～6ヵ月以上続けても症状が改善せず、悪化していくようであれば、患者さんと医師で相談のうえ手術を検討します。足腰の痛みやしびれ、間欠性跛行《はこう》（こま切れにしか歩けなくなる症状）などによって仕事や日常生活に不自由があったり、旅行やスポーツなど趣味の活動が思うようにできなかったりして患者さんが不便を感じ、手術を受けてでもQOL*（生活の質）の改善を希望する場合などがこれに当たります。

❷**早めの手術を医師がすすめる段階**……10～20《メートル》歩いただけで休まざるを得なくなる

＊QOL: Quality Of Life　生活の質。

手術選択のタイミング3段階

❶本人の希望で手術

仕事や趣味の活動などのため手術でQOLを改善したいという本人の希望

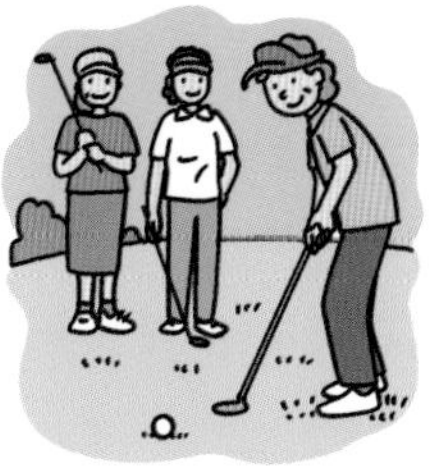

❷早めの手術を検討

重度の間欠性跛行、下肢の筋力低下、踵足、下垂足などの症状がある場合

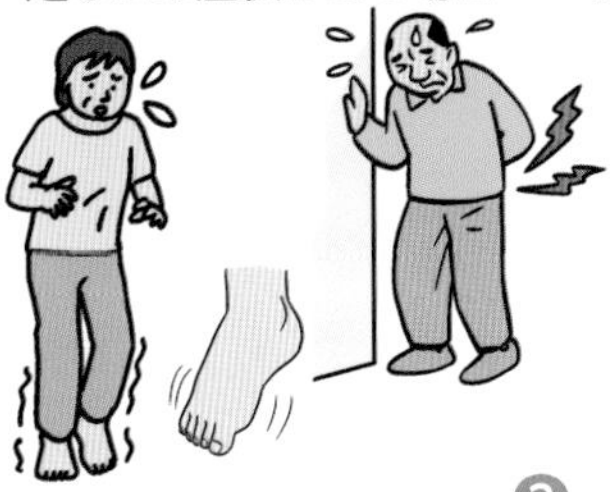

❸早急な手術が必要

下肢の強いマヒ、膀胱直腸障害などの馬尾症候群がある場合

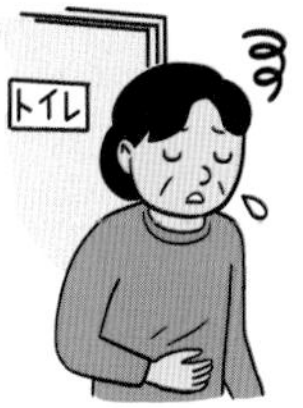

ほど重度の間欠性跛行が現れたり、10分以上立っていられない、家事・炊事も座って行うなど、日常生活に強い支障をきたしている場合です。これらの症状によってADL*（日常生活動作）が低下するうえ、放置すればさらに病状が進行し、❸の段階に進む可能性があるからです。

❸早急な手術が必要な段階……馬尾《ばび》（脊髄《せきずい》の下端の末梢《まっしょう》神経の束）が障害され、馬尾症候群（下肢《かし》が動かせないような強いマヒや足底のしびれ、排尿困難・頻尿・失禁・便秘などの膀胱《ぼうこう》直腸障害）がある場合は、刻々と神経の障害が進行するため、早期に手術が必要です。下肢のマヒはふくらはぎに力が入らず爪先立ちができなくなる「踵足《しょうそく》」、足首から先を持ち上げられずだらんと垂れ下がる「下垂足《かすいそく》」の2つが主な症状で、セルフチェックが可能です。馬尾症候群を放置すると尿意や便意があっても排泄《はいせつ》できなくなったり、マヒが回復しなかったりして、手術後も後遺症として残る可能性が高くなるため、❷の段階で手術を行うことが望ましいといえます。

＊ADL: Activities of Daily Living　食事・着替え・移動・排泄・身だしなみを整える・入浴など、日常生活において不可欠な基本的行動。

全身麻酔が主流の内視鏡手術に局所麻酔の「全内視鏡手術・FEVF」が開発され、患者さんの負担が大幅減

腰部脊柱管狭窄《せきちゅうかんきょうさく》症の手術を大別すると、狭まった脊柱管を広げて神経への圧迫を取り除く**「除圧術」**と、除圧術を行った後にボルトなどで腰椎《ようつい》を固定する**「固定術」**があります。ここでは除圧術について説明します（固定術は140ページ参照）。

除圧術には、肉眼で直接見ながら、あるいは拡大鏡を使用して見ながら手術する「通常法」、医療用の顕微鏡を用いる「顕微鏡法」、小さな切開部から円筒形の器具を差し込み、そこに挿入した内視鏡で確認しながら手術する「内視鏡法」があります。最近多く行われているのは「内視鏡下椎弓《ついきゅう》切除術（MEL）」という内視鏡を使った方法で、切開部が小さく、体への負担が小さいというメリットがあります。

私が開発した**「全内視鏡下腹側椎間関節切除《ふくそくついかんかんせつせつじょ》術（FEVF）」**は、わき腹の斜め後方を小さく切開して直径約8ミリの細い管を患部に差し込み、内視鏡で確認しながら、小型の器具で神経を圧迫している骨や靱帯《じんたい》を削り取る方法です。切開部がごく小さ

病院（寺井智也）、仙台西多賀病院（山屋誠司）、名古屋市立大学病院（八木清）、兵庫医科大学病院（木島和也）、高知近森病院（井ノ口崇）、函館五稜郭病院（藤本秀太郎／ 2023年4月1日より）

局所麻酔の新内視鏡手術「FEVF」の特徴

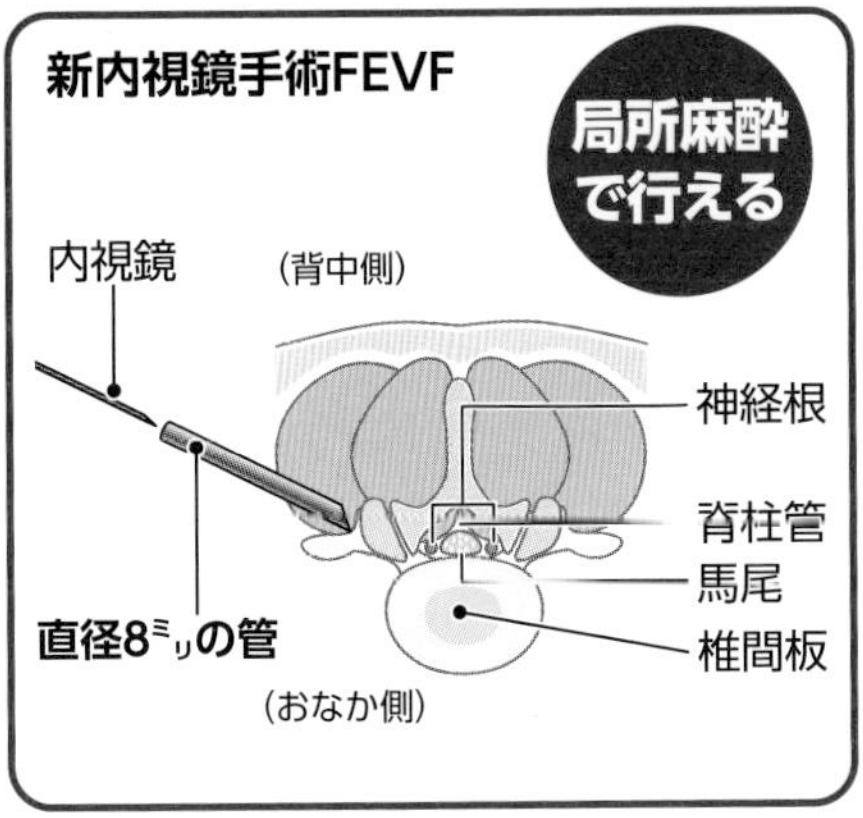
新内視鏡手術FEVF
局所麻酔で行える
内視鏡
（背中側）
神経根
脊柱管
馬尾
椎間板
直径8ミリの管
（おなか側）

【参考】現在主流の内視鏡手術「MEL」

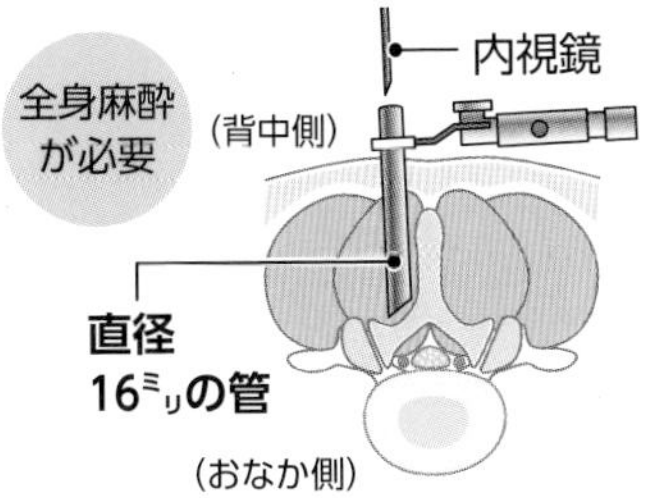
内視鏡
全身麻酔が必要
（背中側）
直径16ミリの管
（おなか側）

●FEVFのメリット

- 局所麻酔なので、全身麻酔ができない高齢者なども手術可能
- 全身麻酔の影響による術後の合併症の危険が減る
- 傷口が小さいため体への負担が小さく、手術当日から歩行可能
- 手術中も患者さんに意識があるため、神経を傷つけてしまう可能性が減る
- 手術中に呼吸を補助するための気管内挿管が不要
- 入院期間が短くてすむ（近隣の人は翌日退院可能。遠方でも4～5日で退院可能）

●FEVFのデメリット

- 高度な技術が必要で、熟練したごく一部の医師でないと手術が行えない
- 手術の適用が限られる（脊柱管の狭窄が神経周囲だけの場合に限定。神経根型は手術できるが馬尾型は不可）
- 1回に手術できるのは1つの椎間のみ

く、背骨よりも外側のわき腹からアプローチするので、神経に直接触れることがありません。

従来、除圧術を行うには全身麻酔が必要でした。高齢者や循環器・呼吸器などに持病のある人は、体力的に全身麻酔に耐えられないと判断されたり、術中・術後に心筋梗塞《こうそく》や肺炎などの合併症を招くリスクがあるとされたりといった理由で、手術が受けられませんでした。しかし、**FEVFは局所麻酔で手術が可能で、全身麻酔ができない人にも適用**できます。ただ、技術面で難易度が高いため、*この手術ができる医師は日本でもごく一部に限られています。

＊FEVF手術を実施している主な医療機関と医師（敬称略）：徳島大学病院（西良浩一、山下一太、手束文威、杉浦宏祐）、徳島県立三好病院（酒井紀典、西良浩一）、阿南医療センター（前田徹、西良浩一）、徳島県鳴門病院（千川隆志、西良浩一）、東京脊椎クリニック（梅林猛、西良浩一）、松山市民

すべりや側弯など腰椎が不安定な場合は骨を金属で留める「固定術」が選択されるが、慎重に適用

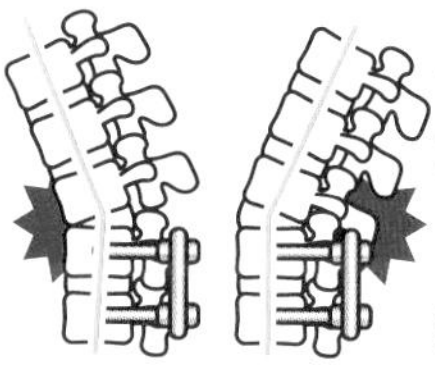

固定後は隣接部位に負担がかかる
動作時、固定された部位の隣接部位に負担が集中しやすく、新たに脊柱管の狭窄が起こることがある。

固定術は、**腰椎《ようつい》すべり症**（椎骨どうしが前後にずれる病気）や**変性側弯症《そくわん》**（背骨が左右に曲がったりねじれたりする病気）などで**腰椎が不安定な患者さん**の脊柱管狭窄症《せきちゅうかんきょうさく》に対して行われる手術です。通常は固定術単独では行われず、除圧術で神経への圧迫を取り除いた後に、チタンなど金属製のボルトで腰椎を固定します。

固定術を行うと、固定部位は動かなくなるため、そこで脊柱管が狭窄することはなくなります。しかし、固定した部位と隣接した部位に負担が集中し、術後数年でその部位が狭窄するケースも少なくありません。そのため、固定術を選択するさいは、メリットとデメリットについて医師からよく説明を受けて慎重に判断すべきです。

徳島大学病院では**固定術後の運動療法**にも力を入れています。椎間を1つ固定すれば背骨が動く部位が1つ減りますが、胸椎（背骨の胸の部分）などほかの部位の可動性をよくして補うことが、**固定部位の隣接部位の障害の予防につながる**からです。

脊柱管狭窄症の手術「固定術」

腰椎変性すべり症、変性側弯症などで背骨が不安定な場合に、除圧術で神経への圧迫を取り除いた後に固定術を行う。

背中側から皮膚と筋肉を大きく切開するPLIFが主流だが、小さな切開部から内視鏡を用いて行うKLIFも開発されている。

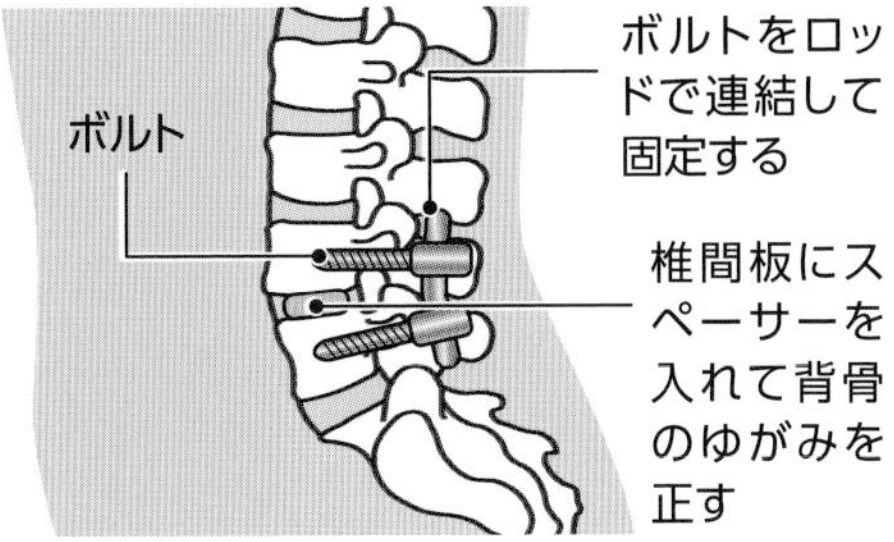
ボルト
ボルトをロッドで連結して固定する
椎間板にスペーサーを入れて背骨のゆがみを正す

全内視鏡下腰椎椎体間Kambin固定術（KLIF）

内視鏡を用いて、椎骨側面上端と神経根の間のすきま（Kambin 三角という）から手術器具を入れ、除圧後、椎間板にスペーサーを入れる。背中を小さく切開し、ボルトで固定する。

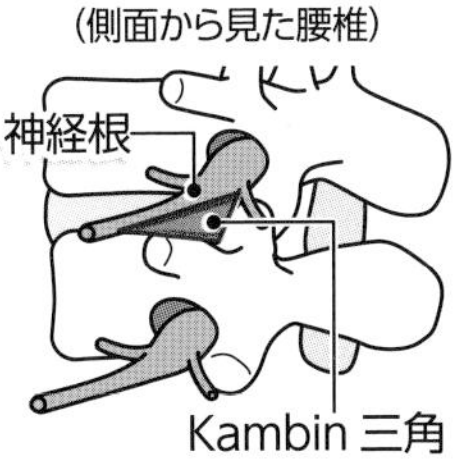
（側面から見た腰椎）
神経根
Kambin 三角

【参考】腰椎後方椎体間固定術（PLIF）

背面から皮膚と筋肉を大きく切開し、椎弓を切除して圧迫を除去した後、椎骨を固定する。

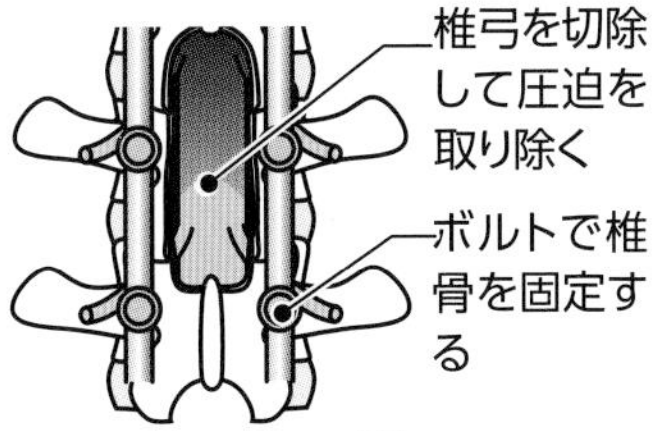
椎弓を切除して圧迫を取り除く
ボルトで椎骨を固定する

（背中側から見た腰椎）

現在は背中側から皮膚と筋肉を大きく切開し、椎弓を切除して除圧（神経への圧迫を取り除く）し、金属製のボルトで腰椎を固定する手術「PLIF《ピーリフ》」や「TLIF《ティーリフ》」が主流です。切開部が大きいため体への負担が大きく、入院期間が長くなり、術後の感染症のリスクも高くなります。

これに対し、内視鏡を用い、わき腹の10～20ミリの小さな切開部から手術器具を挿入して除圧・固定を行う手術法「KLIF《ケーリフ》」も開発されています。神経周囲の除圧が不要で、合併症が少なく、小さい切開のため特に術後感染率が極めて少なく、体への負担も少ないと注目され、実施する医療機関が増えてきています。

KLIFを実施している医療機関などについては、「KLIFを語る会」のホームページ（http://jeklif.umin.ne.jp/）を参照。スマートフォンで上のQRコードを読み取ってもアクセスできます。

おわりに

腰部脊柱管狭窄《せきちゅうかんきょうさく》症と診断されると、自分はいつか歩けなくなるのではないか、寝たきりになるのではないか、と将来を悲観し、誰にも相談できないまま一人で思い悩んでしまう人が少なくないようです。しかし、何度もいいますが、**あきらめは禁物**です。ぜひ前向きな気持ちを持ってください。本書の内容が、みなさんが前向きに治療に取り組もうとする一つのきっかけになったとしたら、これ以上うれしいことはありません。

大事なのは、脊柱管狭窄症が起こるしくみを知り、**発症の主な原因となる4つの「狭窄体質」を、「1分ほぐし」で正すこと**です。そうすれば病状の進行が抑えられ、坐骨《ざこつ》神経痛や足腰のしびれ痛、間欠性跛行《はこう》（こま切れにしか歩けなくなる症状）などのつらい症状もきっと軽減できるはずです。

さらに、みなさんに知ってほしいのは、**脊柱管狭窄症の治療は、まさに日進月歩で進化・発展している**ということです。

例えば、従来の保存療法では、痛み止めによる薬物療法や病医院で受ける物理療法のリハビリが中心で、適切な運動療法が熱心に指導されることは実はあまりありませんでした。

ところが、最近は、本書で説明したように、運動療法の研究が進み、その有効性についても確立されつつあり、どんな運動療法を行えばいいのかについても多くの知見が集まってきました。

薬物療法でも、神経障害性疼痛《とうつう》治療薬など新たな選択肢が増えてきました。

手術の発展にも、目を見張るべきものがあります。20数年前までは、脊柱管狭窄症の手術といえば背中を大きく切り開く切開手術が主流で、内視鏡手術で治すなどということはとうてい実現不可能なことのように思えました。

ところが近年、内視鏡手術は一般的な術式となってきており、まだごく一部の医療機関に限られるとはいえ、2017年からは**局所麻酔下で内視鏡手術を受けられるように**なりました。そのおかげで、**全身麻酔に耐え難いために手術を受けられなかった高齢者や持病のある人も、脊柱管狭窄症の手術を受けられるようになり、長年の苦痛と決別できる患者さんも増えてきました。**

今後は、**運動療法のさらなる普及、内視鏡手術のさらなる発展**に加えて、**再生医療などの新たな治療法の創出も期待**されています。

こうした状況下にあっても病状の改善や悪化防止をめざすうえで変わらず特に重要なのは、**ふだんの「体の使い方・背骨の動かし方」**です。何度もくり返しますが、本書で紹介した1分ほぐしで、正しく無理のない体の使い方・背骨の動かし方を身につけて**腰椎に集中した負担を分散すること**が、痛みやしびれ、間欠性跛行、ひいては寝たきりを遠ざけることにつながります。

ぜひ一人でも多くの人がそのことを知り、**いつまでも元気に歩ける、動ける丈夫な体づくりに努めてほしい**と願っています。

徳島大学医学部運動機能外科学（整形外科）教授　西良浩一

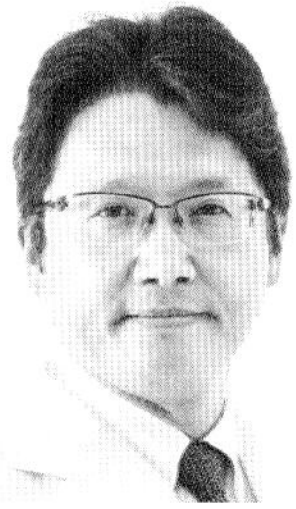

著者
西良浩一 （さいりょう こういち）
徳島大学医学部運動機能外科学（整形外科）教授

1988年、徳島大学医学部卒業。1994年、徳島大学大学院医学博士。米国アイオワ大学、米国トレド大学に留学。1999年、徳島大学医学部整形外科講師、2010年、帝京大学医学部附属溝口病院整形外科准教授を務め、2013年に徳島大学医学部運動機能外科学（整形外科）教授に就任。日本整形外科学会理事、日本脊椎脊髄病学会理事、日本腰痛学会理事、日本整形外科スポーツ医学会副理事長、日本低侵襲脊椎外科学会代表幹事などの国内の要職のほか、国外では、国際腰椎学会（ISSLS）メンバー、国際脊椎内視鏡外科学会（ISESS）メンバー、国際低侵襲脊椎外科学会（ISMISS）アジア代表幹事などの要職を歴任。局所麻酔下で行う最小侵襲の脊椎内視鏡手術の新術式を次々に開発。丁寧な問診による原因究明診断と、ピラティスを応用した運動療法の研究に定評があり、Best Doctors in Japanに14年連続で選出。プロ野球選手、五輪選手など数多くのトップアスリートの腰痛診療を手がける。その活動は、2019年にNHK「プロフェッショナル仕事の流儀」にも取り上げられた。専門医向けの共著書多数。

運動を頑張らなくても
脊柱管狭窄症がよくなる１分ほぐし大全

2023年３月14日　第１刷発行
2024年５月13日　第10刷発行

著　　者　西良浩一
運動指導　藤谷順三（徳島大学医学部地域運動器・スポーツ医学特任准教授）
　　　　　本橋恵美（コンディショニングトレーナー）
編 集 人　飯塚晃敏
編　　集　わかさ出版
編集協力　酒井祐次　瀧原淳子（マナ・コムレード）
装　　丁　下村成子
イラスト　前田達彦　マナ・コムレード
撮　　影　岩田　慶（fort）
モ デ ル　Alisa
発 行 人　山本周嗣
発 行 所　株式会社文響社
〒105-0001　東京都港区虎ノ門２丁目２－５
共同通信会館９階
ホームページ　https://bunkyosha.com
お問い合わせ　info@bunkyosha.com
印刷・製本　株式会社光邦

ISBN 978-4-86651-615-8

本書は専門家の監修のもと安全性に配慮して編集していますが、本書の内容を実践して万が一体調が悪化する場合は、すぐに中止して医師にご相談ください。また、体調や疾患の状態には個人差があり、本書の内容がすべての人に当てはまるわけではないことをご承知おきのうえご覧ください。